JN192051

医師の不足と過剰

医療格差を医師の数から考える

桐野高明［著］

東京大学出版会

Shortage or Surplus of Doctors:
The Number of Physicians and the Origins of Health Care Disparity
Takaaki KIRINO
University of Tokyo Press, 2018
ISBN 978-4-13-053028-6

目次

はじめに

新聞の医療に関するニュースなどを読んでいて、医師が足りているのか、それとも不足しているのか、よくわからなくなることはないだろうか。一九九〇年代の終わりから二〇〇〇年の初めにかけて、医療の安全や医療事故の問題で、新聞に報道のない日は珍しいほどであった。その問題がやや落ち着いてくると、今度は医師不足のために、特に地方の病院で診療の継続が困難になるという問題が次々に起きてきた。新聞は、「医療崩壊」とさかんに報じた。二〇〇八年、政府は四半世紀ぶりに医師養成数の増員を決める。しかし、医師不足問題が解決したとはいえない。医師が足りないという話はいまだに各地から聞こえてくる。医師が足りないのであれば、思い切ってもっと大勢の医師を養成すればよいではないか、なぜそうしないのか。不思議に思う人もいるだろう。

ところが、一方で毎年の医師養成数が九四〇〇人を超え、新たな医学部の新設も認められることとなって、医師の過剰を心配する声も聞こえてくるようになった。今のまま養成を続けていけば、近い将来に医師不足が転じて今度は過剰になってしまうという心配だ。しかし、それはどこの話なのか、地方の中小都市や郡部では今でも医師が来てくれなくて困っているという。その一方で、大都市では医師が余ってくるという話もあり、いやそうでもないという声もある。これはいったいどういうことなのか、理解に苦しむ人も多いだろう。

医師の数をどう制御するのかは重要な問題だ。しかし、問題の全体像をおおよそ理解するのさえむずかしい。公衆衛生学・医療経済学の専門家の間、日本医師会などの医師団体や病院団体の間、そして厚生労働省では、熱心な議論がなされ、多くの論文や報告書も出されている。しかしながら、結局は医師を増やすのか現在のままにするのかの政治的判断を迫られる。そこで政府が大幅増員を決定し、それから間もなく医師過剰を危惧する声が大きくなってくる。このようなことを繰り返してきたのが、医師養成数の問題の歴史的な経過だ。

医師の不足や過剰は社会にとって重要な問題なのに、広く国民の間の議論の対象とはなりにくい。それは問題が入り組んでいて、容易にはわかりにくいことが大きな理由だろう。公衆衛生学や医療経済学の学者、あるいは厚生労働省の担当官などの専門家にとっても、正確な予測に基づいて医師数制御の方程式を考え出すのは容易なことではない。結局のところ、本書でも論じるように、必要充分な医師数の予測を正確におこなうことは、将来の社会がどのようなものとなるのかについて予測できなければ、可能とはならない。つまり、予測不可能の問題について、解答を考え出さなければならないという困難がつきまとうのである。

人材は貴重な資源

昔の日本には子供があふれていた。戦後一九四七年から一九四九年にかけて誕生した団塊の世代では、一学年の人数が二五〇万人を超え、若者は世間に満ち満ちていた。彼らが一八歳となる一九六五年から一九六七年当時、日本は高度経済成長の途上にあって、国全体が忙しく、活力に満ち、またどこにいっても混雑して元気だった。若者はどこにもいたし、子供も町中に走り回っていた。そのころを描いた映画「ＡＬＷＡＹＳ 三丁目の夕日」のような街角が日本中に見られた。

今は少子化が進んでいる。二〇〇八年に、日本の人口は一億二八〇八万人のピークに達し、その後減少をはじめている。二〇一六年の一年間に生まれた赤ちゃんの数は、統計を取りはじめた一八九九年（明治三二年）以来はじめて一〇〇万人を割り、九八万一〇〇〇人となった。日本の将来人口は、二〇五三年には一億人を割り、その後も減少を続けるという。

実に日本国にとって、人材は、それも若者の人材は貴重な希少資源だ。人材の育成をおこたれば、日本国の未来はない。したがって、若者が将来日本国を背負っていけるような、よい教育システムを備えていることが、わが国の未来のために必須の条件である。

大学進学の年齢である一八歳人口は、一九九二年に二〇〇万人のピークを過ぎて、急速に減少している。近年、大学進学率の上昇が頭打ちとなり、一八歳人口が一二〇万人のレベルから明らかな減少をはじめる二〇一八年は、大学経営にとって大きな危機を迎える年となる。定員を満たせない大学は、たちまち経営問題に直面する。

多くの職業の中でも、医師は多くの若者がなりたいと希望する職業であり、そのために医学部に入学するのは至難の業だ。医学部の入学定員は一定数に制限されているので、誰でも入れるというわけにはいかない。一方に医学部志望者があふれている。その一方では、定員を満たせない学部を抱えて私立大学が経営問題に直面している。私立大学の経営者で、医学部を設置できるだけの力量があれば、医学部を開設したいと思うであろうし、医師になりたい受験生は、入学したいと思うであろう。しかし、医学部の新設には厳しい制限がある。医師になりたい、医師として働きたいという希望に燃える若者にとっては、このような厳格な規制はまことに疎ましいものではないだろうか。

長時間の教育と訓練を要し、国のライセンス取得が義務付けられている職種をどのように養成するかに関して、考え方は混乱している。医師以外にも、一人前になるのに手間のかかる職業は数多い。その中に、養成数の制御に失敗して深刻な社会的問題を起こしてきた事例が、歯科医師、弁護士などのようにいくつもある。その歴史的経緯を知ることは、無駄なことではないだろう。この問題を医師について知るために、そのような失敗の事例を分析し、将来の参考にすることが是非とも必要である。

医師数について考える

この本では、これまでの医師の養成の歴史に触れ、医師数がどのように制御されてきたかを振り返る。その上で、医師の数を、日本全国の人口あたりの医師数というマクロの問題として論じる。一方で、日本全体としては医師数が充分であっても、ある地域においては医師が不足している、あるいはある診療科の医師がいないという地理的偏在、診療科偏在の問題がある。この医師数のミクロの問題は実は非常に重要だ。むしろ、ある地域に医師がいない、産科や小児科の医師がいないというミクロの問題こそが、住民にとってみれば最も切実な問題なのだ。いかにマクロ的に全体の医師数の充足が実現しても、国のすみずみまで医師が充足しているという状態は実現せず、ミクロ的には問題が残る。医師数の問題を改善するには、このような現状を分析し、現実的な解決策を提案して実現していかなければならない。よい医療制度、よい医療提供体制は社会の安定と持続のためにぜひ必要であるが、その資源は限られている。医療に投入される人的資源、医師の数と分布の合理的制御は、将来のわが国にとって重要な課題である。

本書では、医師の数とその分布、医師の不足と過剰の問題について、わかっていることをできる限りやさしく解き明かすことを意図している。医療関係者だけではなく、これから医学部に進もうと考えている若者や、医療に関心のある多くの方々に読んでいただきたい。これからの日本において、人材は希少資源であり、人材を育成していくことに全力を尽くさなければ、将来に希望を持つことも困難になる。このことをあらためて強調したい。

第1章　医学部はなぜ人気があるのか

スティーブ・ジョブズの演説

アップルの創業者であり、つねにパソコン文化の先導者の役割を果たしてきたスティーブ・ジョブズは、がんのために五六歳の若さでこの世を去った。亡くなる五年前、この天才は米国スタンフォード大学の卒業式で、演説をおこなう。この演説は、大学を巣立って、これから社会に旅立っていく若者たちに、自分のこれまでの体験を交えて、どのように生きるべきかを訴えている。ジョブズの必ずしも恵まれていたとはいえない青年期から、失敗や挫折を経験しながらも、一筋の道を貫いてきたみずからの生き方を生き生きと語る素晴らしい演説である。

この演説は、その後「ハングリーであれ、愚か者であれ（Stay hungry, stay foolish）」という表題でインターネット上にも掲載され、多くの人々の共感を呼んだ。彼は、人生の中で自分が愛することのできる仕事や目標を持つこと、そのために自分の愛することのできる仕事を見出すことの重要性を、自分自身の経験に従って述べた（スティーブ・ジョブズ「伝説の卒業式スピーチ」https://www.youtube.com/watch?v=87dqMx_BBo）。

諸君の人生の大きな部分を占めるのは仕事です。そして、本当に満足のできることは、自分が重要だと信じることのできる仕事をすることです。偉大な仕事ができるとすれば、その唯一の方法は、その仕事を愛することです。もしまだそれを見出していなければ、探しつづけてください。

この言葉は、これから社会に出て成功を収めたいと念願しているスタンフォード大学の卒業生に向かって投げかけられたものとして、まことに当を得ている。それを天才であり、若者の英雄でもあるジョブズが、自分の楽ではなかった過去を振り返りながら語ったのだから、説得力は抜群だ。

一生の仕事として、生涯にわたって愛し、打ち込むことのできる仕事を見出し、そのことによって社会にも認められ、充分な報いも得られるとあれば、それはまことに喜ばしい。孔子も「これを知る者はこれを好む者に如かず。これを好む者はこれを楽しむ者に如かず（『論語』雍也）。」と言っている。また、村上龍は著書『13歳のハローワーク』の中で、子供たちに向かって次のように述べている。

わたしは、この世の中には二種類の人間・大人しかいないと思います。それは「偉い人と普通の人」ではないし、「金持ちと貧乏人」でもなく、「悪い人と良い人」でもなくて、「利口な人とバカな人」でもありません。二種類の人間・大人とは、自分の好きな仕事、自分に向いている仕事で生活の糧を得ている人と、そうでない人のことです。（村上龍『13歳のハローワーク』幻冬舎、二〇〇三

年)

そして、彼は、自分が好み自分に向いている仕事をめざすことの大切さを説いている。人生の一面の真実を語っている言葉であり、その重要性は洋の東西を問わないようだ。

しかし、残念ながら全ての人がそれぞれの持てる能力を最大限に開花できるような場所を用意できるほど現在の社会には余裕はない。経済学者のジョン・ガルブレイスが指摘するように、この社会には誰からも嫌がられる辛い仕事というものがあり、それを誰が担当するのか、あるいは誰に担当させるのか、さらには誰が担当せざるを得ないのか、という重い問題もある(『満足の文化』ちくま学芸文庫、二〇一四年)。とはいえ、若者に将来の指針を示す言葉としては、ジョブズの説くところはまことに至言である。

では、翻って、わが国において若者がどのように自分の仕事を選んでいるのか、またそれを社会がどのように手助けしているか。それを考えると、はなはだ心もとない。若者は自分の愛する仕事を見出し、それに打ち込める人生を選ぶことが許されるのであれば、当然そうするだろう。ジョブズは、それが彼自身の人生において、決定的に重要であったこと、そしてそれを探し出すまでの青春時代は、悪戦苦闘の連続であったことを話した後で、しかしそれでも心から愛することのできる仕事をあきらめはしなかったと述べた。これは彼が、天才の一人であったことの証左に他ならない。多くの天才は、このような苦闘の道をたどりながら、成功へと到達している。

しかし、残念ながら全ての人が天才ではない。全ての人に自分に最適の道を選ぶことのできる時間的な、あるいは経済的な余裕が与えられるわけではない。また全ての人が、さまざまな困難に直面しても、それにもめげずに自分の道を見出していくほどに、辛抱強くもない。しかし、心の底から愛している仕事や、寝食を忘れて打ち込める仕事にはめぐり合わなかったとしても、それなりに納得して自分の進むべき道を選んでいくという機会は、与えられてもよいのではないだろうか。では、わが国の若者はそのような機会に恵まれているか。残念ではあるが、そうとは言いにくい。むしろ、これからどのような仕事をするのかをめぐって、多くの若者が右往左往しているのが、現代日本の現実であろう。また、近年の厳しい雇用事情の中で、安定した職業に就くことさえできずに困っている若者も多い（湯浅誠『反貧困――「すべり台社会」からの脱出』岩波新書、二〇〇八年）。

このような社会にあって、多くの若者が競ってなりたがる職業もある。その一つが医師である。ではなぜこれほどまでに医師になりたがる若者が多いのか。それもこの一〇年から二〇年の間に、その傾向がますます強くなってきたのはなぜなのだろうか。歴史的に考えると、昔の医師はそれほど社会的に高く評価される職業ではなかった（【コラム1　糸脈】）。それが、なぜ昨今の日本のように、医学部入試に志望者が殺到し、入学が非常に難しくなったのだろうか。医師の数の問題を論じる前に、まずこの問題を考えることにしよう。

難関の医学部

医学部人気はとどまるところを知らない。この数年の医学部志願者は一四万人近くである。大学受験の年齢である一八歳の人口が一二〇万人程度であって、その約半数の六〇万人が大学に進学するのであるから、その異様な人気には驚くばかりである。一方で、かつては非常な高額であった私立大学医学部の学納金（授業料）は、軒並み安くなっている。各私立大学は学費を切り下げているのだ（データは『週刊東洋経済』二〇一七年六月一〇日号による）。そして、優秀な学生を獲得するためにお互いに競争している。中には一〇年前に比較して医学部六年間の授業料を一〇〇〇万円近く切り下げた大学もあるくらいだ。それだけ人気もあるし、また経済的負担の面で考えれば、以前よりは入りやすくもなっているということだ。

人気が高じて、医学部は大学入試の超難関となっている。医学部に入ることは、以前からそうやさしいものではなかったが、近年さらにむずかしくなっている。これほど難関になるのはなぜなのだろうか。

大手の大学受験予備校は、全国規模の模擬試験の成績とそれぞれの大学の入試の結果を照らし合わせて、各大学医学部の偏差値を公表している。二〇一五年の偏差値をみてみると、国公立五〇大学医学部は全て偏差値六〇以上で、半数の二五大学では六五以上となっている。私立大学では二八大学中二二校で偏差値六〇以上、六五以上なのは九大学だ。偏差値六五というのは、理系の難関とみなされてきた東京大学理科Ⅰ類に匹敵する（【コラム２　偏差値】）。

昔は必ずしも難関とは考えられなかった一部の私立大学医学部においても、医学部人気上昇の結果、成績のよい受験生が集まっている。やさしい入試とはもはや言えない。この二〇年ほどの間に、多くの医学部の偏差値が上昇して、受験の難易度という面からは、様相が一変しているのだ。特に東京の私立の医学部は偏差値が軒並み上昇している。一部の大学ではこの二〇－三〇年に偏差値が二〇近く上昇したものも少なくない。偏差値二〇の違いは、一〇〇人の生徒の中で成績が真ん中あたりであったものが、最も成績のよい上位二人の中に入るほどの違いだ。二〇一六年の医学部入試では、倍率二〇倍を超える志願者が殺到し、最も倍率の高い大学では、それが八〇倍以上だったという（以上のデータは『週刊ダイヤモンド』二〇一六年六月一八日号による）。

最近の医学部入試では、ほぼ半数近くの医学生は偏差値六五以上の成績で医学部に入っていることになる。偏差値六五以上は全体の上位六・六％の成績である。最近の大学進学率は約五〇％で、一八歳人口は約一二〇万人だから、大学進学をめざすのは、およそ六〇万人。その六・六％は三万人となる。もし大学受験の偏差値を、そのまま全体の受験生の中の優秀さだと考えるならば、全体の上位六・六％を占める優秀な若者はほぼ四万人ということになる。医学部で偏差値六五以上だけの大学の定員は、約四〇〇〇人である。しかし偏差値が六五以下の医学部にも成績上位者は多数入っているのだから、五－六〇〇〇人はこのような優秀な学生が占めていると考えることは、そう無理ではない。そう考えると、全国の優秀な若者の七－八人に一人は医学部に入って医師になる、という勘定になる。これは驚くべき数値だ。このようなことがあってよいのだろうか。

当然のことではあるが、偏差値は人間の能力をはかる数値としては非常にお粗末なものにすぎない。受験には必ずしも成功しなかったが、後日めざましく成長して大きく社会に貢献する、などという事例はいくらでもある。したがって、個々人について偏差値とその結果の学歴がつきまとうというのは、望ましいことではない。しかし、一般的に、ある社会において優秀なグループに属する若者の多くが、医師という一つの職種をめざしてひしめいているというのは、とても健全なこととは思えない。将来のわが国の社会のあり方を考えれば、創造性や社会性の豊かな若者が、多様な分野で活躍できることこそが重要だ。医学部人気の亢進は、社会のゆがみの一つの反映とも考えられる（【コラム３　韓国の医学部人気】）。

これだけ人気があるのは、それなりに理由があるのだろう。医師は人の役に立つ仕事であり、社会から尊敬を受ける職業の一つだ。また他の職業と比較すると高収入で失業することもなさそうだ。元気でありさえすれば高齢になっても働き続けることができる。このような医師としての職業の魅力が受験生を引き付けるのだろう。また偏差値が高く、医学部を受験するという高い目標を掲げることが受験生にとっては大きなチャレンジに見える。卒業生が数多く医学部に合格するというのは、進学校にとっては学校の評価を高めるよい指標になる。難関の医学部に何人合格させたかが、進学校のランク付けに用いられることもある。したがって、高校の進学指導の担当の先生や進学塾の先生は、成績のよい生徒に医学部受験を熱心に勧める、などということが起きる。その生徒が医師という職業に向いているのか向いていないのかなどという問題は、この際無視される。それでよいのだろうか。

実はこのようなことは今から二〇年以上前にもあったことだ。医学部人気がこの二〇年の間に、これまでになく一層過熱したのには、さらに理由があるように思う。

理系人気にかげり

日本の大学では、文系と理系という大くくりの分類が使用されている。文系・理系のようなはっきりとした区別は欧米の大学にはない。分けられるようになったのは、戦前の旧制高等学校において文科と理科に分けたことが、その起源ではないかと言われている。当時教育に充てられる予算が不足し、設置にも運営にもお金のかかる理工系の学生数を制限する必要から、このような区分をするようになったようだ。ともかく、大学進学を志す場合、高等学校のうちに自分は文系の人間なのか、理系の人間なのかを自覚せざるを得ない。そうしなければ、めざす大学の学部が決まらず、それが決まらなければどのような勉強をして入試の準備をすればよいかが定まらないからだ。

かくして、日本の大学には文系と理系の学部がある。そして、受験生から見て文系と理系を分けるのは、入試に数学を必要とするか否かであろう。理系の入試では、まず数学でよい点数を取ることが入試を突破する大事な条件になる。それが理系を特徴づける勉学上の要件であるのは、理系では学部での教育のみならず、将来にわたって数学を使えることが必要だからだ、と理解している受験生も多いだろう。しかし、それは必ずしも当たっていない。

医学部は伝統的に理系の学部として扱われてきたし、それを疑う人は少ない。しかし、実は医学部においては必ずしも数学は必要とされない。もちろん医学部において基礎研究をする場合や、病気の研究をする場合には、数学そのものを必要とすることはあるし、数学的な裏づけをもって統計学を駆使することを求められることも多い。しかし、医学部は他の理系の学部、すなわち工学部、理学部、農学部、薬学部と比較すると、数学を必要とする割合は少ない。医学部の中でも精神医学のような診療科はむしろ文科的な素養を必要とする。一方で、文科系の学部としては、法学部、文学部、経済学部、教育学部などが挙げられるが、その中で経済学部は医学部に比較して数学を必要とする度合いが圧倒的に高い。数学を軸として見れば、理系の中で最も理系らしくないのが医学部、文系の中で最も文系らしくないのが経済学部ということになる。高等学校や進学塾の進学指導の担当者が受験生に向かって「君は数学の点数がとてもよいから、医学部進学をねらいなさい」などとアドバイスをしているということを聞いたことがある。数学の得点がよいと、難関の医学部に入りやすいということを言っているのだろう。しかし、入学してからの医学教育のことを考えると、とても奇妙な進路指導だ。これでは、医学部に進学した後に、医学を好きになれない学生が生まれても不思議ではない。

ともかく、現状では高校や進学塾において、理系をめざすことを決めた受験生は数学を懸命に勉強することになる。いや、逆に数学の達成度を見て理系進学を決める。数学にあまり抵抗のない生徒の多くは理系進学をめざす。最初から医学部をめざす者もいれば、途中から受験としては難関へのチャレンジになる医学部合格をめざす者もいるだろう。そのような優れた理系の受験生が医学部をめざしてしのぎを削る。高校によっては理系の成績上位者がこぞって医学部志望であるというようなこともあるらしい。

このように、理系の中で医学部を選択することになる大きな理由には、医学部以外の理系に進むことに対する積極的な意味が低下してきたこともおそらく関係がある。日本が戦後復興から経済成長を果たしてきた過程では、主に国立大学を中心として多数の理工系の学生が教育された。彼らは日本の製造業を担うべく卒業していった。その結果、確かに経済は成長を遂げた。しかし、それを支えてきた理工系の卒業生は必ずしも報いられたとは思えない。社会がうまく機能し経済が回っていくためには、理系の人間も文系の人間もその役割に応じて尊重されなければならない。しかし、日本では、ある年齢に達した以降は文系の方が尊重され、理系はかすんでいる。実際に実態調査の結果においても、同一レベルの学歴では、生涯収入において数千万円のレベルで理系は低い。日本は「文系の王国」であり、現場の技術者より、管理運営にかかわる立場の方が圧倒的に強い。このような社会のしくみから、だんだん理工系の人気にかげりが出てきたと言われる（毎日新聞科学環境部編『理系白書——この国を静かに支える人たち』講談社文庫、二〇〇六年）。

ただ、理工系に人気がなくなったというだけでは加熱する医学部人気を説明することはむずかしい。二〇年前に比較して、さらに医学部に受験生の人気が集中しているということは、その間の社会の変化が関係しているのだろう。戦後の高度成長はおよそ一九七〇年代のはじめには終わりを迎えたが、その後も緩やかな経済成長を続けていた。しかし、一九九〇年代に入ると、経済の安定成長にも限界が見え、それから二〇年ほどの間は「失われた二〇年」と呼ばれるほどの経済の低迷が続いた。医学部への入試がどんどん難しくなってきたのは、ちょうどこの時期である。経済の成長にかげりが見え、かつては盤石と見えた製造業の一部には、長期低落傾向を示す企業も出てきた。日本が得意にしていた工業生産物の大部分が東アジア諸国の猛烈な追撃によって力を失ってきた。今から二〇年以上前には、シャープや東芝のような有力企業が力を失う事態は、まったく「想定外」であった。理系の秀才たちが、大きな夢を抱いて進学する理工系の学部が色あせてきたのだ。しかも、長期的な経済の低迷のために、理工系の卒業生は就職難に直面しなければならなかった。大学を卒業しても正規の社員として就職できるのは約七〇%という時期も続いた。それに代わって非正規の雇用がいちじるしく増加した。いわゆる就職氷河期である。

このような不安定で不確定の時代になると、若者が大きな夢を抱くという可能性は制限され、夢は現実的なものに限定される。将来の生活の安定が重要だということになる。そこで職業選択を迫られることになり、本人にその能力があれば、仕事を好きではなくても、医師はきわめて有力な選択肢となる。

未来の社会を支えるような、すばらしい仕事は、その仕事を愛し、全てのことを忘れてそれに打ち込むことのできる環境から生まれてくるのではないだろうか。そのような若者が次々と生まれるような国でもあって欲しいと思う。日本国の遠い未来のことを考え、未来を支える人材のことを考えると、日本の現状は果たしてこれでよいのだろうか。

ポスドク問題

日本経済の先行きに暗雲がただよいはじめて以来、私たちの心の底には、漠然とした不安がある。しかも、これから日本の社会は少子高齢化のピークを迎える。第二次世界大戦直後のベビーブームの時期に生まれた（一九四七‐四九年生まれ）世代は「団塊の世代」とも呼ばれてきた。この三年間には、毎年の年間出生数は二六〇万人を超え、三年間で八〇〇万人以上の出生数となった。その「団塊の世代」

の全員が二〇二五年には七五歳を超え、後期高齢者となる。このとき高齢者人口は三五〇〇万人となり、社会保障費の重い負担が国民全体にかかってくる。これに対し、出生率の低下によって年間出生数は徐々に減少している。つまり支えられる人口はどんどん増えるのに、それを支えることのできる人口は減少している。

このことは、若者を含めて多くの日本人に以前からよく知られたことだ。若者が現状を見て、それを自分たちの将来の運命に外挿するときは、決して楽観的な見通しにはならないだろう。もはや自分たちの老後には、日本国は高齢者の面倒を見ることを放棄しているのではないか。公的なサポートをしない、「自己責任」の国になっていくのではないか。それ以外に将来の選択肢はないのではないか、という考えになる。だとすると、自分の将来は自分で守らなければならない。そのためには若いときにせっせと稼いで貯蓄をし、将来に備えなければならない。このように若者が考えるのは自然である。

「団塊の世代」では、大学進学をする一八歳の時点での一学年の人数は二五〇万人を超えていたが、それから間もなく一五〇万人ほどに激減した。しかし「団塊の世代」が結婚適齢期を迎えると、再び年間出生数は増加して、平成に入るころ（一九八〇年代後半）には一八歳人口は二〇〇万人を超えた。そして、再びその数が漸減し、現状では一二〇万人のレベルとなっている。この間、一八歳人口の漸減にもかかわらず、大学への進学率は約二五％から約五〇％にまで漸増して、入学者総数としてはその数は少しずつ増加してきた。しかしながら、二〇一八年以降の大学進学率はあまり伸びないと推定されている。一方で、一八歳人口は減少を始める。二〇一八年を境として、大学入学者は減少に転じると見込まれるのである。大学によっては、入学定員を満たすことのできない定員割れが起きる。

さて、これまで述べてきたように、国の将来を支える若人がだんだん少なくなっているのだから、彼らが将来活躍できるように充分なチャンスが与えられ、大切に教育されることが非常に重要だ。しかし、残念ながらそうなってはいない。それを象徴する一つが理工系の「ポスドク問題」である。一九九五年に制定された「科学技術基本法」により、国は長期的な見通しの上に、科学技術の根幹となるような政策を実施することになり、そのために基本的な計画を立てて、実行していくことになった。その計画（科学技術基本計画）に基づいて、高度の科学技術を支えることのできる人材、つまり大学四年だけではなく、その後に大学院に入学して修士・博士となるコースの大幅拡充をおこなった。結果として理工系の学部では四年で学士を取得して卒業するのではなく、過半数の学生がその後の二年間の修士コースまで進むのが通例となってきた。また東大、京大などの大型研究大学ではその割合は八割を超えるようになった。その中からさらに三年の博士課程に進み、博士となる学生も増加してきた。一九八〇年代には年間六〇〇〇人ほどであった博士号取得者は一万六〇〇〇人までに増加した。しかし、二〇〇六年をピークにその数は減少に転じ、年々低下してきている。これは果たしてどういうことなのだろうか。

そもそも大学での教育が学士課程の四年間だけでは不足し、高度の専門職に就く人材では、後期高等教育にあたる修士や博士の課程に進み、修士号や博士号を取得するのは、世界的な高等教育の流れである。先進諸国では、大学の教員だけではなく、政府の高官や企業の経営陣では、博士号取得者であることが多い。それだけ大学・大学院での教育が重視され、また人材は手間とヒマをかけて育成されている。

では、日本ではなぜ博士課程進学者が二〇〇六年に至って減ってきたのか。それは学生にとって大学院博士課程に魅力がなく、したがって人気もないからだ。

科学技術基本計画では、高度の人材を大学院で養成し、もって日本の科学技術のさらなるレベルアップを図ることを目的とした。一方、企業では、毎年大学を卒業してくるフレッシュマンを入社試験によって選抜し、ある年度に同時に入社した人々を「同期の桜」として扱い、また彼らも会社への帰属感と同期の間での競争心をもって、企業のキャリアパスを歩んでいく。企業で必要となる具体的な知識や技能は企業で教える。大学での教育はごく基本的なものを要求する程度で、位置づけは軽い。むしろ、企業内の人間関係の良好な人物の方を好む。どのような知識やスキルをもって入社してきたか、ということより、「野球部」や「ラグビー部」での活躍の履歴を重視するような採用方針の会社もある。このような企業文化は、日本の企業の従来のあり方からは当然のことだったのかもしれない。

大学院を出て博士号を取得した者は、他の同期生とは別に遅れて入社する。人数も少ない。また、大学院で高度の科学技術の教育を受けてきたからといって、個々の企業にすぐに役に立つわけではない。基礎研究を重視する教室で研究をしてきた場合などは、なおさらである。すでに企業に入って第一線でその企業の研究開発に取り組んできた同期生の方が（つまり博士号など持たない者の方が）よほど有用に見える。このようなことから、政府が後押しをしているにもかかわらず、企業は一般的に博士号取得者を企業人としては高くは評価しないし、また必要ともしない。あらかじめ大学院での教育をどのように設計すれば、卒業生が企業において歓迎されることになるか、それは現状での各大学院に可能であるか、というような事前準備も充分ではなく、ただ博士という称号を授与すれば、社会からは評価され敬意が払われるだろうと予想したとすれば、それは大いに甘かったという他はない。

博士号まで取得した場合には、大学の研究者をめざすのが一つの有力な可能性だが、これはこれで容易ではない。二〇〇四年の国立大学法人化のころより、大学への研究費が「選択と集中」のスローガンのもとに、より成果のあがりそうな研究に対して重点的に配分されるようになってきた。そして、同時に大学の基本的な経常的経費（生活費のような経費）である運営費交付金は毎年少しずつ削減されてきた。その結果、大学の教員の中で研究者として最初に就任できるポジションである助教（昔の助手）がだんだん狭き門となり、それに替わって三年から五年の任期を定めて雇用する非正規型ポジションが多くなってきた。若手はまずこのような任期付きの職に就くことになった。しかし、このポジションも潤沢にあるわけではない。また専門分野によってポジションに就く容易さが異なる。きびしい研究領域では、この非常勤の研究職に就任することさえも困難である。結果として、多くの大学院博士課程修了者（ドクターコースの後という意味でポスドクと呼ばれる）は就職もせず、安定した研究職にも就けない状態にある。毎年一万六〇〇〇人の大学院博士課程修了者が生まれ、そのうち約三〇〇〇人（約二〇％）がこのような宙ぶらりんの状態に甘んじている。アカデミア（大学や研究機関）にこだわらず、早く就職してしまえばよさそうなものであるが、企業側は前に述べたような事情で、ポスドクを積極的に正規の社員として雇用しようという意欲に乏しい。ポスドクはここで困り果ててしまうのである。

企業の立場に立って考えると、大学の博士課程の卒業生は一人前の研究者、すなわちＰＩ（Principal

Investigator）となることが期待されている。ＰＩは研究計画を立案し、その計画に必要な研究費を獲得して研究を実施し、それを世界的に認められた国際的科学ジャーナルに発表するところまでを、独立して実行できるレベルにある研究者のことだ。このような研究者を育てるには、大学院の方にも充分な教育スタッフと研究環境が用意されていなければならない。しかし、残念ながら急速な拡大が図られた大学院では、そのような余裕のない所が多い。博士課程の大学院生はその研究室の下働きとして使われる可能性さえある。これは、科学技術立国をめざしつつ、他方で大学への予算投下を削減していくという、矛盾した政府の政策の一つの現れである。科学技術の開花は、一部の成功した研究部門だけに重点的に予算を集中投下するだけでは実現できない。

政府は基本計画のもとに、長期的視野に立って体系的かつ一貫した科学技術政策を実行するということになっているものの、その政府の各省庁では博士号取得者はほとんど働いていない。おそらく、博士号の取得が重要だとは、心の底では考えていないのだろう。外国との交流の場において、諸外国の政府高官や企業のトップがほとんど博士であるのに、日本人側にはそれに対応する学歴の人はいないということは、外国からみれば不思議に思われていることだ。また、日本は大学進学率からいっても、博士号取得者の率からいっても、先進諸国のなかでかなり遅れた国である。欧米諸国だけではなく、東アジア諸国と比較しても遅れている。日本は高等教育、それも特に後期高等教育にはそれほど力を入れず、金も投入してはいない国なのだ。

ただし、大学進学率が高ければ一国の経済が繁栄し、それを怠って高等教育に力を入れなければ国民の労働生産性が向上せず、経済発展は望みがたいかというと、必ずしもそうではない。その有名な実例として、スイスの現状がある。スイスは工業化が進んだ最富裕国であり、国民一人あたりのＧＤＰは群を抜いて高い（二〇一六年のデータではルクセンブルクに次いで世界第二位）。しかし先進諸国の中で大学進学率は群を抜いて低い。最近進学率は上がってきているものの、ＵＮＥＳＣＯデータによると、二〇一五年の大学進学率では世界の五〇位にすぎない（日本は四〇位）。教育には多様な目的があるので、単に経済発展という観点から比較するのは適切とは思えないが、経済成長には大学進学率を上昇させて、皆が大学での教育を受けるようにしなければならないということは、必ずしも言えないことも、一方の事実である。

自分が一番なりたい仕事をめざす人、スティーブ・ジョブズの言う「ハングリーであり、愚か者である」人は、その仕事にどれほど将来性があるのか、自分の将来像はどのようになるのか、ということには一喜一憂しないのかもしれない。ところが、現代の若者が育った時代は、むしろ自己の能力を最大限開花させるような職業選択なるものは夢想であり、もっと現実的に社会に自分を適合させることが肝要だと教え続けてきたのではなかろうか。若者は将来の選択に際して、自分たちより少しだけ先輩の人たちを見て、それを参考にする。先輩が大学院博士課程を出たポスドクで、将来の選択をめぐって途方に暮れている姿を見ることは、そのコースを選択しようかと考えている若者にとって、愉快なものではないだろう。

以上のような社会の状況からして、若者（特に理系の若者）が、将来を考えて、安定志向となり、したがって医学部のようなところをめざしてしのぎを削るような状態になるのは、理解できることだ。

法科大学院の場合

社会からの評価も高く、尊敬される職業であり、なおかつ収入も多い職種として弁護士がある。その資格を取得するためには、むずかしい法学の勉強をして、難関の司法試験を突破しなければならなかった。この試験に合格してはじめて法曹資格を得ることができる。ということは、試験に合格しさえすれば、裁判官、検察官、弁護士になる資格が得られるということだ。しかし、この試験はなまやさしいものではなく、受験した者の二－三％がやっと合格できるという状態だった。大学の法学部で勉強をしていただけでは合格がおぼつかない。そこで、多くの受験生は司法試験予備校に通い、大学とは別途に授業料を支払って勉強し、試験に臨んでいた。

このような養成制度は、よい法律家を育てるために適切ではないとして改革を訴える意見は以前より存在した。そこに、日本の司法制度を改革し、国際化に対応せよという米国からの要求もあって、裁判官、検察官、弁護士の数（法曹人口）を急速に増やすべきだということになってきた。それを受けて、一九九九年、政府は内閣のもとに司法制度改革審議会を設置して、司法制度改革について検討をおこない、その結果二〇〇一年に司法制度改革審議会意見書が取りまとめられた。この意見書はその後のわが国の司法制度の改革に大きな影響力を持ったものであり、特に法曹の養成と司法試験制度に大変革を起こすことになった。

この報告書に従って、政府は、「現在の法曹人口が、我が国社会の法的需要に十分に対応することができていない状況にあり、今後の法的需要の増大をも考え併せると、法曹人口の大幅な増加が急務となっている」との考えに基づいて、その教育制度の大改革に取り組んだ。

まず、司法試験合格者数を年間三〇〇〇人とする目標をめざし、おおむね二〇一八年ころまでには、実働法曹人口は五万人規模へ拡大するべきであるとした。また、内閣府の規制改革・民間開放推進会議では、さらに大幅な増員さえ必要だとした。すわなち、「資格の廃止、相互乗り入れ、業務範囲の見直し、報酬規定の廃止、試験合格者数の見直し等を推進することにより、各種業務分野における競争の活性化を通じたサービス内容の向上、価格の低廉化、国民生活の利便向上等を図る」ことが重要との考えに立ち、最終的には大幅な養成数の増加が必要となり、それは例えば年間九〇〇〇人程度であろうという報告をした。

かくして、法曹教育はこれまでの法学部とは異なり、専門職大学院においておこなうことになった。大学院では法学部卒業者は二年間、それ以外の場合には三年間の教育をおこなって、修了者に司法試験の受験資格を与える。司法試験では受験者の七‐八割が最終的に資格を取得できることが望ましいとされた。しかし、一方で法科大学院設置の申請に対しては、「関係者の自発的創意を基本としつつ、設置基準を満たしたものを認可することとし、広く参入を認める仕組みとすべきである」ということにした。つまりあらかじめ定めた基準を満たす計画をもって設置を申請した場合には、これを全て認可するということになったのである。ある国家ライセンスを伴う職種を育成する場合、養成をはじめるときから人数を絞り、ライセンスのための国家試験の段階では七－八割がその職種に参入できるような「入口管理」方式と、養成をはじめるときの人数は制限をせず、国家試験の段階での合格を厳しく制限して、試験合格者を一定数に限定する「出口管理」方式がある。二〇〇一年の司法制度改革審議会意見書では、一年間に司法試験に合格して法曹資格を取得するものを三〇〇〇人とし、法科大学院卒業者の七－八割が最終的に資格を取得できることが望ましいとしているので、意図したのは「入口管理」方式だ。一方で、その養成機関である法科大学院の設置認可については、設置基準を満たせば、これを全て認めることにしたのだから、これは明らかに「出口管理」方式である。つまり、明らかに制度設計の段階からダブル・スタンダードによって立案されるという大きな問題を抱えていたのである。

結果として、二〇〇四－〇五年にかけ急激に大量の法科大学院が創設された。そして、二〇〇七年のピーク時には七四校となり、入学定員の合計は五八二五人となった。自然の流れとして、法科大学院修了者は激烈な司法試験を受験することになる。当初の目標が毎年三〇〇〇人ではあったが、制度導入の初期はほぼ二〇〇〇人が合格となった。つまり合格者は入学定員の三分の一という、過酷な制度となったのだ。非常に合格率の高い法科大学院でも五〇％程度であった。しかし、このような大学院は例外的で、司法試験合格者を全く出せない大学院というものも存在することになった。

それでも、司法試験に合格して裁判官、検察官、弁護士に新たに参入する数は急激に増加することになった。司法試験合格者は、長い間にわたって毎年五〇〇名に満たない状態であったが、その数も一〇〇〇人から一五〇〇人と徐々に増やされて、法曹人口も少しずつ増加していた。そこに、さらに毎年二〇〇〇名が新たに加わることになったのだ。長期的な視野に立てば、法曹人口がそのうち不足することになるという予測が、仮に間違ってはいないとしても、それを補うために急激に有資格者を増加させても、新規の参入者がこれまでと同様の職場と収入を得られるという保証はない。実際、試験に合格して法律事務所に履歴書を送っても就職が困難な実態や、法律事務所が出した求人広告に希望者が殺到するというような実態が明らかになってきた。二〇〇一年の司法制度改革審議会意見書では想定もされていない事態が発生した。法科大学院改革は、早くも弁護士過剰問題を引き起こしてしまったのだ。このために法務省は司法試験合格者数として、毎年三〇〇〇名という目標値を下方修正し、二〇〇〇名から最近では一五〇〇名とするようになった。一部の法曹関係者はそれでも多いという分析をしている。

大きな期待のもとにスタートした法科大学院制度ではあるが、出だしの数年で問題の多いことが露呈されてしまった。そして、早くも法科大学院は不人気となり、急激に学生の確保が困難となりつつある。その結果、学生募集を停止し閉鎖になる大学院が続出している。二〇一六年現在ではピーク時の七四校のうち三〇校が学生募集を停止した。在校生の課程が修了するまでは大学院を閉鎖することはできないが、間もなく閉鎖となる。そして二〇一六年度には四四校が学生を募集し、定員の総数は二七二四名となっている。学生数は急激に減少し、今後は総数二五〇〇名程度に落ち着くだろうと予測されている。ただし、司法試験合格者が毎年数人しか出ない大学院もかなり残っている。これらの法科大学院が今後どうなるのかは不明だが、長期的に運営していくのは困難だろう。

新しい法科大学院制度が二〇〇四年にスタートして一〇年以上を経過し、法科大学院は少し落ち着いて安定の方向に向かいつつあるように見える。現状では、司法試験の合格率は高くはないものの、法学部卒業の場合（法学既修者）では累積の合格率は約七割となり、法学未修者の累積合格率は五割となっている。初期の司法試験では、法科大学院修了後に三回までの受験しか認められなかったが、それも五回までと緩和され、受験を繰り返すうちに法学既修者では全体の七割が合格をするという状態であるから、当初の目標よりはやや低いものの、かなり改善してきたといえるであろう。

しかし、大量の学生が法科大学院に入学した時期の修了者はどうなったのであろうか。彼らの中のかなりの数は、二－三年間の大学院での勉学と、その後の三－五回の受験の間、短い場合は五年間、長ければ八年間を、結局無駄に過ごしたことになる。努力が足りないと言って切り捨てるのが、果たして適切な評価であろうか。彼らは、矛盾に満ちた制度の犠牲者ともいえる。現在の司法試験では、一定の期間を過ぎると司法試験の受験資格を喪失し、もう法曹をめざすことができない。そのような人たち、すなわち受験資格喪失者が法科大学院修了者の約半数出ているという事実は、この制度がいかに過酷な制度であったかを物語っている。その累積数はこれまでにわかっているだけでも一万五〇〇〇人を超える。驚くべき数ではないだろうか。

法曹資格を取得するための司法試験の方式としては、一発勝負は望ましいものではなく、法科大学院において適切なプログラムのもとで、一定の教育プロセスを経て養成されることが必要だ。となれば、司法試験は合格率がきわめて低い「選抜試験」ではなく、一定のレベル以上をクリアする者が合格者となる「資格試験」となる。したがって、「入口管理」方式で充分な選抜をおこない、その入学定員総数は、目標とする養成数に準じて設定するべきであることは明らかだ。しかし、実際には大学院設置を希望する者が、一定の基準を満たしていれば、これを認可するべきという考え方で、つぎつぎに設置され、結局七四校という法外な数となった。このような設置を認可すれば、その後にどのような事態が待っているかは、明白であった。それにもかかわらず、それを誰も制御できなかった。そして、その後は自然の経過に委ねられ、さらに問題が深刻になって社会問題化した後に、やっと成績の振るわない法科大学院への補助金の削減などの公的支援制限をおこなうようになった。

法科大学院の制度設計においては、法曹人口の将来予測にも大きな問題がある。司法制度改革審議会意見書では、法曹人口の拡大が謳われ、司法試験合格者を毎年三〇〇〇人輩出させれば、二〇一八年ころまでには、実働法曹人口は五万人規模に達するとしている。しかし、法曹人口はその後も増加し続ける。医師の場合と法曹関係者とでは年齢ごとの実働率は大きくは異ならないだろうから、第3章（一〇七ページ）で取り上げるように、毎年一〇〇名の法曹を輩出する大学院があれば、充分な時間を経ると（おそらく四 - 五〇年経過すると）、その大学院を卒業した法曹の人数は少なく見ても四〇〇〇人となる。ということは毎年三〇〇〇人が新たに参入すれば、長期的には日本全国の実働法曹人口は約一二万人となり、二〇一七年に目標の五万人の二・四倍となる。これを多いと見るか、これでも少ないと見るか、この点については司法制度改革審議会意見書には何も触れていない。要するに二〇〇一年当時には、二〇一八年、つまり一七年後の完成の姿を遠望し、法曹一人あたりの国民の数が約二四〇〇人となることをもって可としたにすぎない。法曹養成はヒマラヤ登山とは違い、ピークに達すれば目標が達成されたわけではない。その後にも急速に法曹人口の増大は続くというのに、またそれを全く知らなかったわけではないだろうに、一体どうするつもりであったのか、疑問に思う。

制度設計の段階で、多数のステークホルダーの主張の妥協点をとり、制度の整合性に無関心であれば、法科大学院のような矛盾した制度になりがちである。法科大学院の設置をめぐっては、個々の国立大学や学校法人に悪意があったとは思いにくい。このような設置を許容することは、設置者の自由を尊重したことになり、設置者間の競争を促進することにはなるのかもしれない。しかし、矛盾した制度の犠牲となった学生については、どのように考えるのであろうか。法科大学院に学んで、制限回数まで司法試験の受験を繰り返し、結局無資格のまま終わってしまった一万五〇〇〇人の学生の運命について、設置者は深く考えたことがあるのだろうか。

歯科医師と薬剤師の養成

ある仕事をおこなう人たちの業務の範囲を設定し、その専門家となるための教育制度と資格制度を定め、国家試験をおこなって免許を授与し、その業務の独占的な実施を認めることは、政府の重要な仕事とされてきた。そのような職種の養成には時間もかかり、費用もかかる。いったんその職業に就いたものは、まず一生の仕事として、その職業に従事することになる。したがって、従来はその総数がどうあるべきかについて、政府が制御するという立場で、制度の運営がおこなわれてきた。しかし、一九九〇年代以降、日本の経済が停滞するなかで、政府による規制は否定的な目で見られるようになってきた。

そのような社会の流れのなかで、国家資格として認定されてきたさまざまな職種の養成と免許制度についても、政府が強い規制を加えることに反対する意見が強くなった。その一つの例は、法曹養成制度の改革と法科大学院問題であった。それよりかなり以前に、総数問題で社会的な議論の対象になった例が、歯科医師と薬剤師の養成である。

一九七〇年代から、歯学部は急激に増加した。それまで日本全国で七歯学部、学生定員一一〇〇名ほどしかなかったところ、二二校が新たに設置され、国立一一、公立一、私立一七校となり、学生定員も三五〇〇名となった。人口一〇万人あたり歯科医数五〇名という当初の目標はほぼ一〇年のうちに実現され、現状ではすでに一〇万人あたり八〇名の歯科医が働いている。その後、各大学の定員を削減することになったが、私立大学歯学部では定員の削減は経営の危機を招きかねないことから、実際にはそれほど進んではいない。

歯科医師の国家試験では、毎年三一〇〇－三二〇〇人が受験し、二〇一三年までは二三〇〇人が、それ以降は二〇〇〇人が合格して、歯科医師となっている。すでに若手の歯科医師の中には「貧困歯科医」が生まれており、歯科診療所も「コンビニより多い」などと言われている。事実全国の歯科診療所の総数は六万八〇〇〇ヵ所を超えていて、コンビニ店舗の総数五万六〇〇〇ヵ所よりはるかに多い。ただし、歯科医が至るところで治療をおこなっている状態は、当面国民にとってより歯科医療サービスが身近なものとなり、不利益がないように見える。しかし、歯科医院の経営は安定的に維持できるものではなくなりつつある。もしそのような状態が長期的に続けば、歯科医は新しい技術・機材の導入ができにくくなり、歯科医療の安全性維持に充分な費用がかけられなくなる。また優秀なスタッフの確保も困難になる。結局、良質な歯科医療が維持できなくなり、国民にとっては不利益となる。

歯科医師の適正数は現状の一〇万人よりも少なく、八万人程度であろうと考えられている。この歯科医師数を維持していくためには、毎年新たに参入する歯科医師の数はほぼ一七〇〇名程度として、それに見合った歯学部学生定員の削減をおこなう必要がある。しかし、増やすのはアッという間であったが、数を抑制するには多大の政治的・行政的な労力を要し、また時間もかかる。最終的には、歯科医の必要数と供給数がバランスする市場的な制御に至るのかもしれないが、そのために歯科医をめざす若者がこれまで以上の苦労をすることになる。

薬剤師の養成数についても、さまざまな指摘がなされている。すでに充分なレベルにあるともいわれているし、まだまだ地域によっては不足しているという意見もある。患者の診療と薬の処方を医師（歯科医師）がおこない、医師の発行する処方箋に基づいて薬剤師が調剤をし、さらに服薬指導も担当する「医薬分業」の制度は、以前から提唱されてきた。しかし、江戸時代の昔から医師は同時に「薬師《くすし》」でもあるという伝統があるわが国では、医薬分業に医師団体の反対も強く、なかなか実現しなかった。戦後の連合国占領下ではＧＨＱが強力に医薬分業を進めようとしたが、医師会からの強い反対があって、中途で頓挫してしまった。一九六一年に国民皆保険制度のもとで、医療の需要が爆発的に拡大すると、薬の仕入れ価格との格差を利用して、薬を処方すればするほど医師の収入が増える薬価差益が問題となった。保険制度は出来高払い方式で、処方すればするほど収益が増加する。この仕組みは、必要性の低い薬を大量に処方する、いわゆる「薬漬け医療」を誘発し、大きな問題となった。

このような問題を解決するためにも、医薬分業が急務となり、一九九〇年代より病院の院内で薬を渡す方式に比べて、処方箋を発行して患者に渡し、それを調剤薬局に持参して薬を入手する方が病院収益を高くできる仕組みを政策に取り入れて、これまでの状況を転換した。このことにより、市中の調剤薬局が急速に増え、またそれに伴って薬剤師需要も爆発的に増加した。

二〇〇三年以降、薬剤師需要の大幅な増大を見越して、薬科大学の新設ラッシュが起きた。その結果、薬学部は国立一四、公立三、私立五七の七四となり、学生定員もピーク時には一万三〇〇〇人を超えた。同時期に、薬学教育に六年制課程が導入された。これまで、薬剤師国家試験合格率はほぼ八〇％前後で推移していた。この合格率を維持すると、毎年一万人を超える薬剤師が社会に継続的に供給されることになる。薬剤師の養成のテンポがあまりにも急速であり、薬剤師過剰論が叫ばれるようになった。厚生労働省の「薬剤師需給の将来動向に関する検討会（二〇〇七年）」は、薬剤師の需給状況を検討し、単純計算で二〇一一年度に七万五〇〇〇人、一四年度には八万四〇〇〇人が過剰になるとした。薬学部人気にもかげりが出てきた。定員割れとなる薬学部が一〇－二〇校生じ、また定員の八〇％を満たすことのできない大学も見られる。

二〇一六年度のデータでは、大学において定員充足率が一〇〇％を割り込んでいるのは歯学、薬学、家政学、芸術学の分野であり、歯学の定員充足率は八五・七％と全学部系統でも飛びぬけて低い。薬学部は志願倍率が高いにもかかわらず、定員充足率は一〇〇％を割り込んでいる。薬学部では国公立大・

私立大ともに志願者が減少し、これまでの人気は落ちつつあるといえる。

もっとも、調剤薬局、中小病院ではどこも薬剤師不足で困っている。これは薬剤師の資格を有していても、薬剤師業務につかない人も多く、また薬剤師には女性が多いために、中途で辞める薬剤師も多いという事情がある。今後は徐々に処方箋数が減少していくことが予測されているし、また薬剤師の調剤業務のかなりの部分が自動化されるという予測もある。現時点で、薬剤師は明らかに過剰とまではいえないが、今後も注意が必要である。

増え続ける柔道整復師

さらに、問題が過激に進んでいるように思われるのが、柔道整復師という職業の養成とその資格認定だ。このような職種の養成について、規制を外して自由な参入・退出を認めるという考え方の長所と、それに比較するべくもない深刻な短所が、すでに顕著に露呈している例として取り上げる。その概略を理解するためには、ある程度の前置きが必要になる。

あん摩マッサージ指圧、はり、きゅうはわが国に伝わった伝統的な治療法である。明治になって旧来の漢方医学を西洋医学が圧倒し、政府の方針としてもっぱら西洋医学をもって医師の資格の認定をおこなってきた。一方、あん摩マッサージ指圧、はり、きゅうは、視覚障害者がその自立のために選んできた職業でもあり、社会がこれを受け入れてきた。

明治の末期になって、町の柔術家の生活が柔道の道場経営だけでは成り立たないという問題が現れてきた。そこで、彼らが従来受け継いできた柔道整復術を業として営むことができ、またその施術を独占できることを求める運動が起きた。これはあん摩マッサージ指圧師、はり師、きゅう師が視覚障害者を念頭に置いた制度であることとは異なっており、その業務が認定されるまでには紆余曲折があった。一九二〇年になって、内務省令によって柔道整復術として公認され、町の柔術家の兼業として認められてきた。このような職種は世界的には他に例がなく、日本の柔術家特有のものであった。韓国にも類似した職種があったが、現在は廃止されている。

戦後日本を占領していたＧＨＱは、医療改革の一環として、あん摩マッサージ指圧、はり、きゅうを業として認めない方針を打ち出した。しかし、視覚障害者の保護の観点から存続することとなり、一九四七年に「あん摩マッサージ指圧師、はり師、きゅう師等に関する法律」として、その業務の対象や範囲が定められ、国家資格として認定されるようになって、その業務を独占できる職業となった。一九六四年になって、この法律の範囲に、柔道整復師も含められ「あん摩マッサージ指圧師、はり師、きゅう師、柔道整復師等に関する法律」という一本の法律に業務の内容が定められることになったのだが、一九七〇年には「柔道整復師法」が分離して独立の法律となり、また一九九三年になって、柔道整復師の資格が国家資格となった。

柔道整復師は高校を卒業した者が大学あるいは三年制の柔道整復師養成所の教育を受け、国家試験を受けて認定される資格だ。その名称には歴史的な経緯で「柔道」の名称がついているものの、現在は柔道そのものとは直接関係がない。むしろ、解剖学や生理学などの基礎医学を習得して、その後に柔道整復の理論と手技の教育を受ける。医師が受ける医学教育とその構造は類似している。ただし、医師が大学において六年、その後に医師国家試験を受けて医師資格を取得し、さらに二年間の初期臨床研修を経てはじめて診療に従事する医師となるのに比較すると、柔道整復師は専門学校を卒業して国家資格を得れば、すぐに業務を営むことができ、独立開業もできる。また、努力次第ではかなりの収入を得ることもできる職業である。

このような魅力もあって、二〇〇〇年当時、全国に一四校存在した柔道整復師養成施設はどこも高い入試倍率であった。希望すればなることのできる職業というわけではなかった。その当時は毎年養成される柔道整復師は全国でほぼ一〇〇〇人であり、この人数であれば、第3章で述べる方式（一〇八ページ）で試算すれば、日本全国の業務に従事する柔道整復師総数は少なく見てほぼ四万人ということになる。実際に、二〇〇〇年代初めの柔道整復師総数は三万五〇〇〇人と記録されている。当時はまだ柔道整復師総数は徐々に増加しつつあって、毎年一〇〇〇人規模の養成で安定していれば、総数は緩やかに増加して、約四万人で安定していたものと考えられる。

新規に柔道整復師養成所を開設しようと計画する場合、厚生労働省の審議を経て、都道府県知事の認可を受ける必要がある。従来の「あん摩マッサージ指圧師、はり師、きゅう師、柔道整復師等に関する法律」では、視覚障害者の自立支援の立場から、特にあん摩マッサージ指圧師の養成に関しては、視覚障害者が生活に困ることのないように、その総数に制限を加えてきた。しかし、その規定は別の法律によって規制されることになった柔道整復師には必ずしもあてはまらない。

柔道整復師の養成施設は全国で一四校と、その数も少なかった上に、中国、四国、九州地方には存在しなかった。そこで、福岡県において新たに養成施設を開校しようとする計画が起こった。しかし、厚生労働省においてその設置の可否を審議する審議会では、全国的に見れば、柔道整復師は徐々に増加しつつあり、需給はバランスしているという理由で、新たな養成校の開設は認められなかった。そこで開設の申請者より、開設を認めないとするのは不当であるとの訴訟が起きた。この訴えに対する裁判所（福岡地方裁判所、一九九八年六月）の判決は、厚生省（当時）の判断を不当とし、養成所を開設するための基準を満たしている以上、これを養成所として指定して開設させるべきとした。裁判所は、公正かつ自由な競争を維持・促進するためには、参入・退出の自由が保障されている必要があることを大きな理由とした。この他に、九州には養成施設が皆無であり、柔道整復師をめざす若者にいちじるしい不利益となっていること、また柔道整復師が充足しているといっても、すでに人口に対する柔道整復師がかなり増加している地域においても、国民はその利益を享受していて、明らかな弊害が発生していないこと、そもそも一校の開設による柔道整復師の増加は微々たるものであること、なども理由として挙げている。

裁判所の判断には、その当時、わが国の経済が長期にわたって停滞していて、その大きな原因の一つが、各省庁を中心に設けられてきた諸規制が、自由な経済活動を制限し、経済の成長を妨げているという考えが基本にあったように思われる。実際、このときの開設申請の不認可に関しては、公正取引委員会は、法令に具体的な規定がない場合、参入・退出に関して、行政側の判断により公正かつ自由な競争が制限・阻害されることのないように警告を発している。柔道整復師法には具体的にその養成施設の数を制限できる根拠となるような条文が存在しなかったことも事実である。

裁判所は、柔道整復師養成施設の設置を制限しようとする厚生省（当時）に対し、養成所を開設するための基準を満たしている以上、これを養成所として指定して開設させるべきだとした。つまり、国家資格を前提とする職種の養成所であっても、設置に関しては最大限の自由を許容するべきであり、自由な競争によって、その効率と質を向上させることができると判断したのだ。かくして、この判決に続いて雨後の筍のように新しい養成校が設立され、一四校であった養成所は二〇〇八年には四年制大学も含めると九七校に急増した。毎年の養成数も一〇五〇人から七〇〇〇人以上に増加した。養成数の増加にもかかわらず、国家試験の合格者をきびしく制限する「出口規制」をおこなうこともできず、毎年一〇〇〇人程度であった柔道整復師国家試験合格者は約五倍の五〇〇〇人となった。このまま養成を続ければ、将来的には、日本全国で二〇万人以上の柔道整復師が業を営むことになる。ちなみに、二〇一四年の時点では全国に四万五〇〇〇を超える柔道整復の施術所があり、コンビニの店舗数約五万六〇〇〇軒を超える日も近いのではないかと思われる。

柔道整復術とは何かについては、法令によって確定的な業務範囲が定められているわけではないが、前述の福岡地方裁判所の判決文に「争いの無い事実」として、以下のように述べられている。「柔道整復の業務は、打撲、捻挫、脱臼及び骨折に対して外科手段、薬品の投与等の方法によらないで、応急的若しくは医療補助的方法によりその回復を図ることを目的とするものである」。

医学的にいうと、打撲、捻挫、脱臼、骨折は急性の病態であり、受傷した直後の治療を指すように思われるが、柔道整復師の間では、治療の対象となる病態は慢性的な範囲までも含んだ広汎な定義が用いられる。また柔道整復師の養成施設で用いられる教科書においても、歴史的に徐々に定義が拡大されてきたという経緯があり、議論のあるところだ。現状では、急性の病態から、腱鞘炎、五十肩、肉離れ、筋肉の挫傷、それから老人性の変形膝関節症などの慢性の病態に対する施術の方が主力を占めるようになってきている。これからの社会において、このような慢性的な病態は急増していくと考えられるので、もし柔道整復師がこのような症状に悩む患者のために貢献しようということになれば、さまざまな面で職種間の競合が発生することが懸念される。

もし柔道整復師が医学に準じる科学的な施術によって、治療をおこなおうとするならば、医学、特に整形外科学との競合が起きる。柔道整復師から打撲、捻挫、脱臼、骨折の施術を受けた場合には、健康保険の対象となる。その支払額も年間四〇〇〇億円を超える膨大なものとなっている。国民皆保険制度のもとで医療費を請求する現在の制度を今後も継続するのであれば、医師と同じ立場に立ち、協力しあって施術をおこなっていくという方向が一つの選択肢である。

一方で、医学とは関係なく、ともかく施術を受けた患者が気持ちがよいと思えば、それはそれで受け入れるべきだという考えもある。この方向を選択するのも一つの方向ではあるが、その場合、健康保険の支払い対象とはならず、また国家資格のライセンスを必要としない「整体」や「カイロプラクティック」、「足のツボ療法（リフレクソロジーを含む）」「リラクゼーション」などの名称のマッサージ業類似行為とも競合することになる。このような業務に従事している店舗だけでも、すでに柔道整復師の施術所を越えるほどの勢いであり、競合は避けられないだろう。

超高齢社会を迎え、高齢者が体を動かす機能を徐々に喪失して、動けなくなり、結局は「ねたきり」になったり、「要介護」になったりする可能性が心配されている。その原因にはさまざまなものがあるが、日本整形外科学会は、このような病態を運動器症候群（ロコモティブ・シンドローム、略して「ロコモ」）と呼ぶことを提唱している。ロコモは今後急増してくる病態であり、「ねたきり」になったり、「要介護」になったりする老人を減らし、元気な老人を増やしていくためにも、その予防と治療は非常に重要だ。今後の高齢社会の疾病構造を予測すると、整形外科医、リハビリテーション医、理学療法士、作業療法士の役割は大きい。柔道整復師がこれらの職種と協力しあって、運動器の悩みを抱えた高齢者に貢献できるように活動するというのが、一つの有力な選択肢となるだろう。

国家ライセンスを伴う職種

大学での高等教育に進学する若者は、その国の未来にとってかけがえのない人的資源であり、その育成を誤れば国や社会の将来は危い。したがって、大学設置者の勝手な試行錯誤のために犠牲になる若者が多数生まれることは避けなければならない。そのため、大学や学部の新設には一定の審査が必須となっている。レベルの低い教育課程で、大学卒業を認め学士の称号を授与するということがあってはならない。特に卒業をもって国家ライセンスの受験資格を与えられる職種の場合には、資格取得後ほぼ三〇－四〇年は、その仕事に従事することになるので、長期的な影響が大きい。医師のような国家ライセンスを必要とする職業として、法曹資格（裁判官、検事、弁護士になるために必要な資格）や、歯科医師、薬剤師、獣医師などがあり、このような職種でも同様に長期的視野をもって養成することが必要である。

医師、歯科医師、薬剤師、獣医師や裁判官、検事、弁護士のような国家資格を取得するには、大学に入学した後に最短でも六年間の勉学とトレーニングが必要となる。その後に国家試験を受験して、合格したものだけに資格が与えられる。資格の取得に失敗した場合には、それまでの勉学が無に帰するだけではなく、場合によってはめざしたもの以外の職業に就職することもむずかしくなる。これらの職種の養成には、よく考えられた教育コースが必要だ。したがって、養成の基準や養成対象となる学生数、ライセンスを与える数を制御することは当然ではないだろうか。実際に、大学の開設には、従来厳しい設置審査があり、その審査を通った場合のみ設置が認可されていた。しかし、二〇〇〇年初頭の小泉改革において、国による規制は大幅に撤廃され、あらかじめ定められた設置基準を満たす場合には、設置を認めるようになっていた。ただし、医師の他に、歯科医師、獣医師、船舶職員の養成に関しては、それぞれの職種の需給の状況を調査しながら、大学や学部の新設、定員の増減について国が関与する仕組みが残されていた（文部科学省告示「大学、大学院、短期大学及び高等専門学校の設置等に係る認可の基準」）。

一方で、これとは反対の考えもある。どのような大学、学部であれ、開設者の自由な発想に従って新しく設置できるのであれば、結局は競争による切磋琢磨の結果、優れた大学が残り、そうでない大学は消滅する。そして高等教育は高いレベルに保たれる。このように考えるべきではないだろうか。大学での教育は、およそ二〇年先の未来において国民や社会のためになる人材の育成をめざす。現在の時点で、どのような教育がベストであるかを見極めることはむずかしい。だから、さまざまな自由な試みを許容するような教育システムの方が優れているのではないか。こう考えれば、大学での高等教育を政府の規制で縛るのは、好ましくないという方向に傾くだろう。

世の中のさまざまな職業は、通常それぞれが国などの権威ある機関によって、その職に従事する人数の制御を受けているわけではない。また、ある職業に従事する人数が、非常に増大する場合もあれば、急激に減少することもある。国の産業構造が急激に変化した場合などには、そのようなことが起きる。日本での石炭産業の衰退と各種製造業の興隆の場合や、米国の鉄鋼や自動車産業の衰退とＩＣＴ産業や金融ビジネスの隆盛などで、それは経験されてきたことだ。

国などの機関があらゆる職業に従事する人数について、あらかじめ充分な知識を有しているわけでもない。それでも、世の中には必要な場所に必要な人たちがいて、仕事に就いている。中には誰も好まない危険で汚れる仕事もあるが、適切な賃金保障をすることによって、さまざまな仕事が営まれ、世の中が回っている。医師などの国家ライセンスを有する職種だけが、特別待遇を受け、失業のリスクが全くないような仕組みを国が約束をする必要はない。医師になりたい人は、その職業のメリットとリスクを充分承知して、納得した上で医師を選択しているのだから、それ以上の規制は国によるいらざるお節介ではないか、というわけだ。

中には新自由主義の経済学者であるミルトン・フリードマンのように、医師免許のような制度自体も不要であるという極端な考えの人たちも存在する。その著書『資本主義と自由』（一九六二年初版）は、まだ、ケインズ経済学が全盛のころに出版され、評価を受けることもなく、また社会的な反響も小さいものだった。しかし、その後先進諸国が次々と経済的な苦境に陥ると、フリードマンは新自由主義の理論を振りかざし、従来の国による経済政策を徹底的に批判し、急速に支持を集めるようになった。そして、『資本主義と自由』は新自由主義のバイブルとまで呼ばれるようになった。彼は、この著作の中で医師のような職業的免許制度についても取り上げ、こんなものは不要で有害な制度だと、徹底的にこき下ろしている。ともかく「医師免許制度は、まず何よりも、医者が同業者の数を制限するための重要な手段となっている」という主張一本槍で、免許制度はそのためだけに存在していて、米国の医師会（AMA）が医師の利権を守るために、あらゆる手段を使って反対勢力を抑えてきた制度の一つにすぎないとしている。フリードマンは、医師の免許制度はさまざまな害があるとして、次のような問題点を挙げている。

①免許制は医療の量を減らし質を低下させている。
②医者になれる機会を減らし、医師志望者が他の職業を選ばざるを得なくしている。
③免許制がない場合よりお粗末な医療に対して高い診療費を払わせている。
④医学と医療の両方で進歩を妨げている。

しかし、このようなことを主張するためには、過去の実例を使って実証的なデータを挙げ、そのデータに基づいて論旨を述べるべきであろう。ともかくこの職業免許制度の章では、ページ数の制限もあったのだろうが、敵意ばかりがむき出しで論旨はお粗末である。フリードマンの主張は医師免許制度に対する一面的な見方が強すぎて、さすがに新自由主義を推進する諸国でも、彼の主張をそのまま受け入れて医師免許制度を廃止した国は見当たらない。

実際、規制を加える場合においても、加えない場合においても、それぞれの利害得失がある。規制をかけて制御すれば、必要な場合に充分な医師数が得られないというリスクがある。また医師の団体が意図的に少なめに医師数を維持して、その職業の社会的価値、すなわち医師の報酬を維持しようということを考えることもあるだろう。全く新しい考え方に立った医学教育を試みたいと思う教育者がいても、自由な立場でその試みを実現することもできない。一方で、規制を緩和して、医師の養成を自由な制度に委ねた場合には、通常医師過剰問題が起きる。それが一定レベルを超えて、過当競争状態となれば、現場で働く医師の技術料が低下し、不適切な患者獲得競争を誘発し、医師の低賃金・長時間労働問題が起きるようになる。医療の質の低下は避けられない。さらに医療に必要なコストをかける努力がなおざりにされ、医療上の安全管理が放棄されて医療事故や院内感染などの問題が多発するようになる可能性さえもある。

このようなことを考え、また医師が医師免許を取得した後に四〇年間働く職種であることを考えると、医師養成の数をどう制御するかは、社会的影響の大きい、重大な問題であることがわかる。それを理解するためには、これまでの医師養成の歴史的経緯についても触れる必要があるだろう。これまでに経験された具体的な事例を挙げながら、この問題を論じることが問題を理解するのに特に有効なのである。

設置者の自由は学生の不幸？

国が規制をおこなうことは、国の行政を効率よく実施することにつながるどころか、その規制によって利益を受けるグループや、規制によって予算や行政上の権限を確保できる官僚に利するだけであり、できるだけ規制を緩和し、できることなら撤廃するのがよい。この考え方に基づいて、国家による資格（ライセンス）が必要な職業の養成数についても、できるかぎり規制をかけないような施策を政府は近年採用してきた。そして、規制を取り払って、自由な養成制度を導入した結果、種々の問題を引き起こしてきた。その実態も明らかになってきている。

類似の事例は以上に述べてきた他にも存在している。問題を起こしかけた事例として公認会計士の国家試験がある。しかし、公認会計士の場合には、国が強烈な出口規制をかけ、問題の拡大を防止している（この事例は第3章一二四ページで取り上げる）。

理工系博士課程卒業者のポスドク問題や、弁護士、歯科医師のように国家ライセンスを必要とする職種の養成課程に起きた問題には、共通の特徴がある。まず、養成課程には定員を大幅に上回る希望者がいて、人気の職種であるということである。希望者があふれるほど存在し、また養成課程の大学や学部、大学院、養成所を開設したいと考える団体もあふれるほど現れてくる。そこで、規制を撤廃して、設置基準を満たせば開設できることにすると、学生が殺到するブームが発生する。そして、社会で必要とする数をはるかに上回る学生が養成コースに入ってくる。これでは需給のバランスがくずれて過剰状態になるということは、最初から明瞭だ。しかし、ひとたび規制を撤廃してブレーキを失ってしまえば、止めることは不可能だ。そして、ある時間が経過して、実際に過剰な卒業生が出てくると、大量の無資格者が生まれる。あるいは過剰にライセンスを与えて過剰な新規参入が発生する。しかし、どちらも社会にとっては直ちに大問題になるものでもないので、しばらく（おそらく一〇年以上）はこの状態が続き、ライセンスを取得できない卒業生があまりに多い、あるいは新規参入があまりに多いということが社会問題化されるに及んで、やっとこれは解決するべき問題だ、ということになる。それから解決に着手したとしても、ブレーキがなかなか利かず、さらに長期的な影響が残ることになる。

簡単に養成機関の学生定員を削減したり、あるいはその一部を閉鎖したりすることができるわけではない。資格試験では、一定のレベルに達すれば合格とするのが前提ではあるが、そこに選抜試験的要素を強力に加え、合格者数を厳しく制限する。このような方法で数の縮減を図ることは考えられる。その結果、養成施設によっては資格試験の合格者をほとんど出せないという所が生まれてくる。また、新規参入が過剰になると、市場メカニズムによって新しくその職に就く新人の処遇は切り下げられ、また場合によっては失業状態となる。それを見て、そのような職種の人気が低下し、結果として養成機関への希望者が減少し、一部の養成機関は閉鎖ということになり、そしてやっと調整される。この間には、二〇年を越えるような長い時間が必要となるだろう。それはこれまでも現に起きたし、これからも起きることになる。このような需給の混乱は、特に急激な増員をおこない、学生数の急膨張が発生した場合に深刻である。経済のバブルよりもはるかに長期的な影響が残る。それを需給調整のためにやむを得ないとするのか、それとも適正に調整する方法があるのか、それは医師の数を考える上でも、非常に大きな課題である。

政府の規制が必要かどうかは、場合による

経済活動においては個々の人間は最も経済的に合理的な（つまり自己の利益を最大化できる）選択をおこなう。ミクロ経済学はこのような前提で組み立てられている。同じような考え方が、政治や社会にも適用できるのではないか。経済の理論で政治をも分析し、問題点を指摘できるのではないか。その考えに従えば、政治を動かしている政治家や官僚は、自由な経済人（ホモ・エコノミクス）と同様に、もっぱら自己の利益を最大化するように活動している。したがって公正で公平な社会をめざす善良なる政府を実現するためには、誰がその政府を実現できるかを競わせ、最も有能と思われる人に権限を与えればよい。これが選挙であり、選挙で選ばれた人が管理して競わせる官僚制である。しかし、これは市場競争のようにはうまく機能しない。そこで、政治家や官僚の判断に依存するのではなく、自由な政治・経済活動を最大限許容して、市場メカニズムによって経済の成長や社会の発展を期待する方がよい。できるだけ政府は小さく、政治家や官僚が果たす役割も小さいものとすれば、一番よいということになる。

正しい政策を立案にする場合には、高度で複雑な判断を必要とする。このような判断は、通常その分野の専門家に委ねる。しかし、これも必ずしもうまくいかない。専門家は専門知識を振りかざして、自

らの利権を守るために政府の規制を利用しようとする。このような専門家集団の言い分に政府が囚われ、逃れられなくなって正しい政策を立案することは期待できなくなる。

このような考えに立つ経済学者たちの主張は、当時力を得つつあった新自由主義的な政治・経済政策に力をあたえ、サッチャリズムやレーガノミックスとして知られる政策の理論的支柱の一つとなっていった。さらに一九九〇年になって、社会主義の敗北がいよいよ明らかとなり、またこのような考え方の支柱となった経済学者たちは次々にノーベル経済学賞を受賞して、ますますその権威を高めていったのである。

かくして、規制を撤廃し、自由な経済運営を許容し、できるだけ小さな政府としていく新自由主義の流れがますます強くなり、最近までの四〇年以上にわたって世界を支配してきた。経済学者たちがそれぞれの学問の範囲で主張してきたことは、政府の持つ政策立案機能が、必ずしも適切に機能しないことに対する鋭い批判であり、強力な警告であった。ケインズ政策を取り続ける結果、財政赤字が累積する。一方で経済運営を熟知した専門家集団が賢明な財政運営をおこない、景気が回復すれば財政赤字を解消できると考える。これがケインズ経済学の基本骨格だ。しかし、現実にはそのような賢明な集団は機能せず、財政赤字は野放図に増大している。このような政府の失敗を分析する上で、彼らの理論は威力を発揮してきた。

当時、力を増しつつあった新自由主義者は、この学説をまるごと応用して、次々に政府の規制の撤廃を進めていった。そして、非効率で不必要な規制が撤廃されて、経済成長に貢献したと同時に、本来は政府が当然おこなうべき政策や規制の一部も破棄されていった。本来新自由主義の経済学者が主張した政治・経済運営の特性は、彼らが学問的に仮定した人間のあり方、つまり人は合理的で自由な経済人としてふるまうという仮説を政治の世界に拡張すれば、何が指摘でき、また現実社会の分析にどのように役に立つかということであったはずだ。しかし、学説が力を得て、政治・経済の分野でパワーを握るグループの大部分がそれを信条としはじめると、世界は新自由主義経済学者の描く理論の通りに動くのであり、彼らの理論は世界を統一的に理解できる力を持つということになった。彼らの理論は世界を動かすイデオロギーになったのだ。

世界全体を説明できるかのような政治・経済理論は、現実の世界で生起する実際の現象を説明できることもあるし、そうでないこともある。したがって、理論をあまりにも過信することは危険だ。このことは多くの経済学者自身が指摘していることである。例えばフリードリヒ・ハイエクは自分自身のノーベル経済学賞受賞に際して、「ノーベル賞は個人に大きな権威を与えるが、これは経済学者には不適当だ。これが自然科学なら問題ない。なぜならその人の影響力が及ぶ範囲は同分野の専門家たちなので、もしそれが過大ならすぐ実力相応に改まるからだ。ところが、経済学者は政治家やジャーナリスト、官僚、公衆全般といった非専門家の方にむしろ大きな影響を及ぼす」という意見を述べたという。また、ケインズも同様の考えを持っていたようだ。権丈善一によれば（権丈善一『ちょっと気になる社会保障』勁草書房、二〇一六年）、彼は「経済学者や政治哲学者の思想は、それらが正しい場合も誤っている場合も、通常考えられている以上に強力である。実際世界を支配しているのはまずこれ以外のものではない。誰の知的影響も受けていないと信じている実務家さえ、誰かしらの過去の経済学者の奴隷であるのが通例である」と述べたという。

一九八〇年ころから強くなった新自由主義的な政治路線によって、自由な経済活動を制限していた諸規制が緩和され、あるいは撤廃されて、それが経済の発展を促進した面のあることは事実であろう。しかし、一方で、一般論として、規制を加えることは不適切で、最大限撤廃するのがよろしいとする考え方が主流となってきた。諸規制というものは一部の社会勢力の利権のもととなっているので、諸悪の根源だと考えるようにさえなってきた。民間が自由な経済活動を企図しているときに、各種法令を振りかざして、それを制限しようとすることに対しては、社会はむしろ警戒し、嫌悪感さえ抱いてきた。

しかしながら、政府がおこなう諸規制には上記のような問題が発生しやすいからといって、それを丸ごと悪であり、不必要であるとすることにも大きな問題がある。これまでに挙げた、法科大学院、歯学部、そして柔道整復師などの例は、ある程度の規制を認め、その範囲内で養成数の増減をおこない、資格試験の合格者数の調整をおこなっていれば、現状よりよい姿になった可能性が高い。何よりも、みずから志してその道を選択した若者が、失意のうちにその志を断念しなければならないこと、そしてそのような若者が大量に出現することについては、できるかぎりこれを防止するべきだったのではないだろうか。諸規制はおしなべて悪であり、誰かが利権を守るためのものだという、一種のイデオロギー的な考えだけで、その可否を論じるのではなく、これまでに実際に発生した事例において実証的なデータを挙げ、それに基づいて判断をし、必要な場合には規制を実施するべきではなかったかと思う。

医師に限らず、国家ライセンスが関与し、かつ人気の高い職種の需給の問題は、制御の難易度が非常に高い課題である。データに基づき、実証的な調査研究に基づく政策立案がぜひとも必要である。

【コラム1　糸脈】

医師という職業は、その資格を取るまでが大変で、仕事も責任が重く、激務ではあるが、社会からの尊敬も厚く、またそれに見合う収入も保障されている。だから、医師は社会的にもそれなりの地位を占める立派な職業であり、それは昔からそうであったと思うかもしれない。しかし、事実はそれとは異なり、医者は現在のような職業とはみなされてはいなかった。また医者の身分も高いものではなかった。

江戸時代、時に市井の医者が高貴な病人の診療を頼まれたりすることがあったようだ。しかし、身分制度のやかましい時代であるから、高貴な方に直接会うことはできない。まして直接体を触れることなどは、まかりならないことになる。このような条件下で、患者の病気の診断をし、治療もしようというのだから、無謀である。しかし、何もしないで薬だけ出すということもできないから、「糸脈」という珍妙なる策を考えた。以下は江戸時代の話である。

将軍疾むことありて町医を召すときは、糸脈というを診断せしめぬ。糸脈とは将軍の手に絹糸を約して、医師をしてその糸の一端を襖越しに把らしめ、糸に伝う脈拍を診して、容体のいかなるやを察せしむるものなれども、これもとより診察し得らるべきの理なく……（加藤貴校注『徳川制度（中）』岩波文庫、二〇一五年、五五二ページ）

身分の高い患者を診察するときに、昔の医師は直接患者の体に触れることはおろか、直接会話をすることも許されなかった。そのために、薬を調合する前に「糸脈」で患者の状態を推測した。患者の腕に細い絹糸をまいてもらい、それを伸ばして、別室でその糸から患者の容態を知る。いや、知ることができるわけはないので、そのような儀式をして格好をつけるということだろう。それくらい、医師や医療というものの社会的な立場は弱く、また医療に必要な知識や技術も頼りにはならないものであった。

将軍家となると、もっと身分の高い医師（奥医師と呼ばれた）が江戸城中に詰めていて、つねに将軍およびその家族の健康管理をしていた。この場合には、奥医師は将軍に拝謁できる御目見え以上の身分ではあったが、幕府の要人に加えられるようなものではなかった。医師という職業の社会的立場は大きく変わってきたのである。

【コラム2　偏差値】

大学入試の難しさをはかる目安として「偏差値」が使われている。受験生は模擬試験などで、自分の成績を表す偏差値と、目標の大学の難易度の目安として示される偏差値を比較して合格可能性を知ることになる。この「偏差値」というものをよく理解するには、統計学の初歩の知識が必要になる。ここで簡単に説明してみよう。

偏差値は、多数の受験生が受けた模擬試験の結果、それぞれの受験生が全体の中でどのあたりの位置にいるかを示すのに使われる。きわめて多数の受験生が全国レベルで受ける大型の模擬試験であれば、正規分布とみなせる成績分布をすると考えられる。偏差値はその結果を使って計算される。正規分布の形を決めるものは、平均と標準偏差の二つのデータである。試験ごとに平均と標準偏差は異なっているが、平均を五〇とし、標準偏差を一〇として、それぞれの受験生の成績を標準化したものが、現在使われている偏差値だ。

ある大学の偏差値を決めるために、大手予備校は、自分たちが把握している受験生の合否一覧表と、その各受験生の偏差値データを見比べて、一〇人のうち八人が合格している偏差値を見極める。その偏差値をもって、それぞれの大学の難易度を示す偏差値として使うことが多い。この偏差値のことを八〇%偏差値と呼んでいる。

つまり、ある大学の偏差値が六五であれば、六五の偏差値の受験生ならば、合格する可能性が八〇%程度であろう、という予測値を示すものだ。もちろん偏差値がその大学の偏差値よりもはるかに高い受験生が合格しなかったり、もっと低い偏差値の受験生が合格したりというような場合も充分考えられる。

偏差値には、受験の目安としての数値という以上の意味はない。このような数値にすぎないが、過剰に使用された結果、受験生の競争をあおり、大学の序列化を引き起こしたりする。副作用も大きく、さまざまな批判も多い。また、大学入試が激化しているのは医学部だけの例外的な事象であり、一八歳人口の減少によって一般の大学入試での競争は沈静化しつつあるともいわれている。

【コラム3　韓国の医学部人気】

同様の医学部人気の急上昇は韓国でも起きている。韓国二七の医学部中、最も入りやすいところでも、最難関の工学部より難しいという。韓国では、理系の最も優秀な受験生（トップ二%以内）のほぼ五人に四人が医学部進学を望んでいるという調査もあったという（ハジュン・チャン『世界経済を破綻させる23の嘘』田村源二訳、徳間書店、二〇一〇年、二九六ページ）。また、この突出した人気は韓国に起きた経済危機（一九九七年のアジア金融危機）に起因するという。経済危機の結果、韓国では雇用の劇的な不安定化が起き、非正規雇用となる可能性が高く、中途で失職するケースも多い。そして、再就職の機会は非常に狭められている。結果として若者が失業の恐れのない医師を選ぶようになったというわけだ。

第2章　医師はどのように養成されてきたのか

不思議な医師の年齢別分布図

医師は最短で二四歳、大部分は二六歳までに医学部を卒業して、医師国家試験に合格し、医師としての職業生活をはじめる。多くの場合、最初は大学病院や市中病院でトレーニングを受け、それから病院のスタッフとなり、一部は開業医となって診療所で働くようになる。大学病院のような医育機関（医師の養成機関）では、定年の決まりもあり、医師はほぼ六〇歳代の中頃までには他の病院などの勤務場所に移動する。そのままその病院で勤務する医師もいれば、開業医としてリタイアするまで働く医師もいる。平均して四〇－四五年間医師として働いたのちに、およそ七〇歳を過ぎたころに現役を引退する。その年齢別分布をみると、［図1］のようになる。この図は二〇一四年時点での医師・歯科医師・薬剤師調査（厚生労働省）のデータをもとに描画したものだ。

比較的長期にわたって、同じような数の医師が養成され続ければ、働く医師の年齢別分布は［図1］と似た形になる（この点については、第3章（一〇五ページ）の［図1］とその説明も参考にしていただきたい）。ただし、長期にわたって同じ数の医師が継続的に養成された場合とは異なる注意するべき

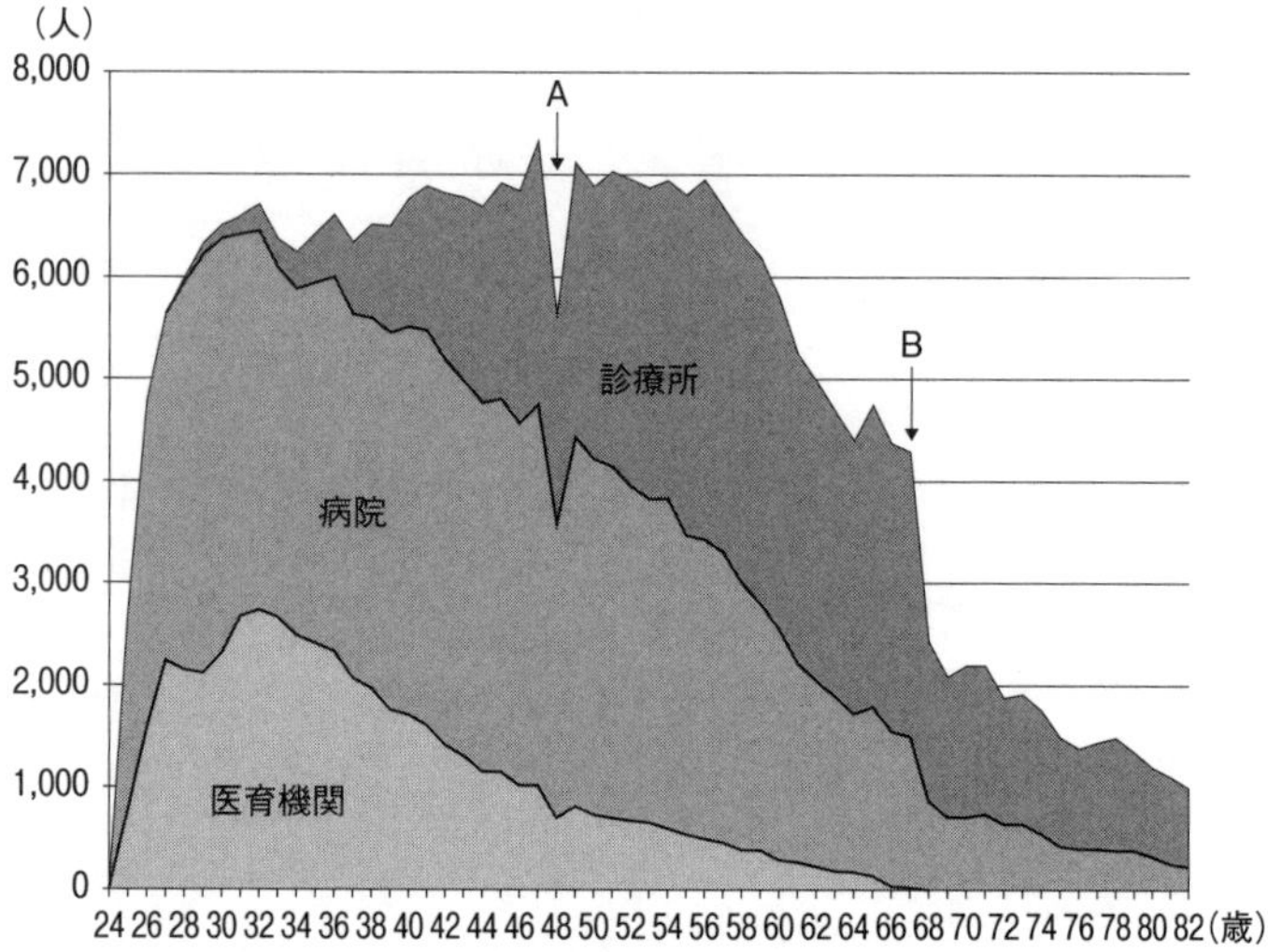

図1　2014年時点での医師の年齢別分布

出典：医師・歯科医師・薬剤師調査をもとに筆者作成.

相違点がある。それは、四八‐四九歳の医師の数に大きな切れ込みがあり(矢印A)、その前後が少し高くなっている点と、六八歳のあたりで医師数がガクンと減り、それより高齢の医師が急激に少なくなっている点(矢印B)だ。矢印Aは一九六六年生まれの医師に該当する。この年は「ひのえうま」の年であり、その年に生まれた女の子は特別気性の荒い子に育つという迷信のために、出生数が例年の二五％以上も少なく、したがって医師となった数も少なくなった。矢印Bは、一県一医大構想のもとに医師養成数が急速に増えたときの先頭世代が、この年代に達したことを示している。一九六一年に国民皆保険制度が実現し、医療需要が大きく伸びて全国的に医師不足が深刻になってきた。その対策のために、医科大学のない全ての県に医学部を新設し、医師養成数を年間三〇〇〇人規模から

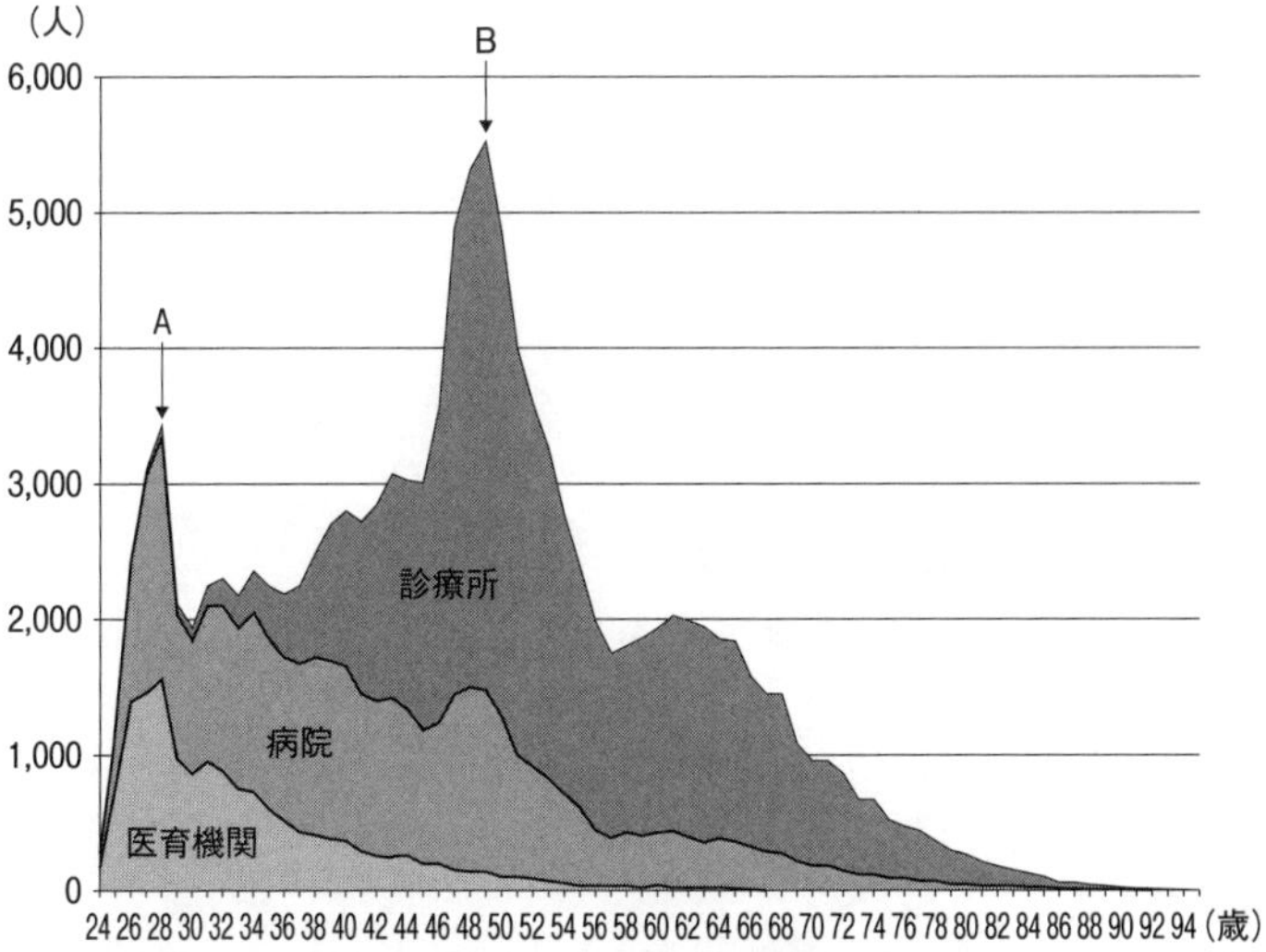

図2　1975年時点での医師の年齢別分布

出典：医師・歯科医師・薬剤師調査をもとに筆者作成.

八〇〇〇人以上に増やした。医師数が急激に増えた先頭世代が六八歳あたりに達したというわけだ。

では、医師の年齢分布がいつの時代においても、このような比較的穏やかなカーブで描かれるものであったかというと、そうでもない。例えば、［図2］に示す一九七五年時点での医師の年齢別分布のグラフを見てみよう。このグラフには奇妙な二つのピークが描かれている。この時代の医師の年齢分布は非常にいびつであり、二八歳を中心とする一つのピークが見える（矢印A）のと、角のようにとがった五〇歳のピーク（矢印B）が見られるのが際立った特徴だ。ピークAは一県一医大構想により医師養成数が急増したときの先頭世代を示す。二〇一四年時点での医師の年齢別分布（［図1］）の矢印Bが、この二八歳を中心としたピークAの三九年後の姿を示している。また一番目立つ五〇歳を中心とする角のようなピーク（矢印B）は、それに続く時期の二倍以上の高さがあり、目立っている。これは、戦争がもたらした結果だ。戦時期に大量に養成された医師が、戦場から復帰してこのようなピークができたのである。

医師の数、医師の不足や過剰は、歴史の産物である。戦前から戦後にかけて、そしてその後の国民皆保険制度の実現と経済の高度成長の中で、医師の養成、特にその数の制御がどのようになされてきたかを振り返ることが、これからの医師の数を論じるためにはぜひ必要である。

軍医養成のインパクト

［図2］の五〇歳を中心とする医師数の不思議なピーク（ピークB）は、戦時期に大量に養成された医師がその大きな構成員を占める。一九四五年に終戦を迎えると、戦地で軍医として勤務していた医師が、続々と帰還してきた。戦争中の国内の医療は、総勢一万人ほどの、それも軍医にはなれない高齢の医師、病弱な医師や女性医師で何とか支えられていた。そこに新たに七万人近くの若くて元気な元軍医が参入したのである。突如として急増した医師のために、しばらくの間は勤務先の確保にも困るような状況であったようだが、そのうちに国内の安定化と経済活動の回復が進むにつれ、彼らは日本の各地で地域の医療を支え、戦後の国民皆保険制度を柱とする医療政策の発展を支えるマンパワーの源泉となり、また中心となっていった。まずはかくも大量の医師が増産されることになったその過程について述べてみよう（以下、橋本鉱市『専門職養成の政策過程――戦後日本の医師数をめぐって』学術出版会、学術叢書、二〇〇八

年を参照した)。

一九三七年七月に北京郊外の盧溝橋で、日本軍は中国軍との間で軍事衝突(盧溝橋事件)を起こし、日本は中国との間で宣戦布告のない交戦状態に入った。これから一九四五年八月一五日の終戦の日まで、日本の国民は戦乱の渦に巻き込まれることになる。それは医師にとっても例外ではなかった。

戦線が拡大し、さらに大規模な戦闘を予測していた軍部にとって、軍医をどのように確保していくかということが大きな課題であった。一九三九年三月、軍部は文部省に対して圧力をかけ、一部の医科大学を軍医養成の専門施設とすることを要求した。しかし、これには各方面からの抵抗もあってかなえられなかった。軍部はそれに代わって、軍医養成施設を新たに急速に整備する方針を採用した。そして、官立医科大学(旧帝国大学七、官立医科大学六)に、軍医養成を主たる目的とした教育機関、すなわち「臨時附属医学専門部」を大至急付設することになった。

それまでも、軍部が軍医不足に対して何もしなかったというわけではない。「軍医委託生」という奨学金付きの医学生を各医学校に就学させ、卒後に短期の軍医訓練をした後、部隊に配属するという方法を採用していたし、その他にも「軍医候補生」、「軍医予備候補生」という制度で、医師として働いている者の中から軍医を生み出してきていた。

軍部は中国での戦線を果てしなく拡大していった。そして、試算によれば、数万人の軍医が不足することになり、より強引な軍医養成策を採用することにした。その一つが、官立医科大学臨時附属医学専門部(臨時医専)の新設であった。しかし、全ての臨時医専を合計しても、年間に養成できる軍医は一〇〇〇人程度にすぎない。大陸での戦況は、さらに大量で急激な軍医の養成を必要としていたのである。

明治以来、医師をどのように養成するかに関しては、さまざまな関係者の思惑や利害のせめぎあいがあったが、全体としてはより高度の教育を受けさせ、国の試験によって資質の確保を図るという方向性は一貫していた。そこで、一方では官立の医科大学において最新の医学を習得するものを指導者として養成し、他方では医学を実地に習得した者に対して「医術開業試験」を実施して、試験に合格したものに医師の免許を与えた。さらに、各地に医学教育をおこなう医学専門学校が設立され、正規の教育を受けた医師も増加していった。このように、明治期の医師の身分には、大学出と医学専門学校卒の医師に加えて、「医術開業試験」を経て医師となったものもあり、とても一つの専門職としてまとまるような状態ではなかった。このような状況を克服し、医学教育を一本化の方向に持っていこうとする流れは緩やかではあるが、進んでいた。「医術開業試験」は一九一六年に廃止となった。そして第二次世界大戦後にGHQ（連合国軍最高司令官総司令部）の主導で新しい学制が採用されるまでの間は、旧制高等学校を卒業して四年制の大学医学部を卒業後、無試験で医師となるグループと、旧制中学を卒業して医学専門学校で四－五年間の教育を受けた後に、医師国家試験に合格して医師となるグループに分かれることになった。

軍部は各大学医学部の定員を拡充して軍医を確保するのではなく、新たに臨時医専を開設して、大学での学士教育ではなく、専門学校において軍医の養成を図った。同じ大学組織において大学の学部で学ぶ医師と、大学附属の医専で学ぶ医師の二重構造を作ったのである。この影響は戦後も相当な期間まで及んだ。しかし発足当時は医専の方にむしろ人気が集まった。それは以下のような事情による。

当時は旧制中学を卒業した後に、三年の旧制高等学校を経て大学医学部を卒業すると、医師になるまで七年を要する。一方で医学専門学校なら中学卒業後に、四－五年で医師になることができた。そのため、大学医学部はむしろ敬遠され、医学専門学校の方に人気が集まった。大学医学部の方は、入学定員に対して欠員が出る大学もあったほどで、今日の医学部人気と比較すると隔世の感がある。ともかく、唐突に創設されることになった臨時医専であったが、一九三九年の初年度に入学倍率が六・七倍となり、高い人気を誇った。その後もこの人気は低下することはなかった。

人気の理由には、医師になりたいという希望もさることながら、戦争での影響も大きい。もともと医者になる気がなくても、だんだん激しくなる戦争の様子を聞くにつけて、二等兵で徴兵されるくらいなら、いっそ軍医になれば楽なのではないかと考えたり、また医専に進学して一時的に時間をかせぎ、その間に受験勉強をして旧制高校に入り直せばよい、などと考えたりする人も少なからずいたらしい。男子は二〇歳になると徴兵検査が待っている。だが旧制高校を経て大学へ進学すれば徴兵猶予にもなると、甘い考えを抱く者もいたようだ。確かに開戦の初期には、大学生は徴兵猶予の対象となっていた。

臨時医専の卒業生に対して、軍医になることを強制することはなかった。しかし、卒業後にすぐにやってくる徴兵検査のことを考え、軍医ではなく一兵卒として入営することを考慮すれば、軍医として奉職する以外の選択肢はなかった。このようにして、臨時医専卒業生のうちで、身体障害者や結核の患者以外の者は、結局ほとんどの者が軍医として働くことになった。

一九四一年に太平洋戦争に突入すると、軍医を急速に増やすことが喫緊の課題となった。それは官立大学の臨時医専と同様の医学専門学校を急増させるという形で進んでいく。開戦の次の年一九四二年には公立一校、一九四三年に入ると官立二校、公立四校、私立一校が新設され、一九四四年になると官立三校、公立一一校、私立四校と急速に設置されていった。終戦の年一九四五年にも、さらに官立二校、公立四校という大量の四年医専の新設がなされていった。

昭和初頭までに開校されていた医専は全国で八校のみであり、官立一三、公立三、私立四の二〇校の大学医学部（卒業後無試験で医師となれる）を加えて、全体で二八の医師養成機関があり、全国で毎年約三〇〇〇名の医師を養成していた。戦争の時代となって、急激な医専の創設の波により、医専の数は総数六九校となり、医師養成の入学定員総数は優に一万人を超えるほどの医師大増産になった。

戦局が過酷さを増し、一九四三年一〇月には在学徴集延期臨時特例が公布、即日施行され、学生生徒（学徒）の在学徴集延期は停止された。学徒動員が始まったのだ。一〇月二一日には、文部省主催による出陣学徒壮行会が小雨降る明治神宮外苑において、東京近在七七校の学徒七万人を集めて挙行された。東条英機首相の甲高い声のあいさつが響き、学生代表の「もとより生還を期せず」の決意表明がなされ、「海行かば」の悲壮な歌声が流れた。それより以前に、卒業時期の繰上げがすでに実施されていた。大学学部の場合には、一九四一年度は一二月卒業、翌年以降は九月卒業をおこなった上で、在学中に徴兵検査を終了させ、卒業後まもなく入営・入団させることとなった。学徒出陣がはじまると、医学部の学生は軍医として戦地に送り込まれていった。

軍医は各部隊で大事にされた面もあるが、戦死も少なくなかった。東京大学史史料室編『東京大学の学徒動員・学徒出陣』（東京大学出版会、一九九八年）によると、東京大学の戦没者の統計では、卒業後に軍医になることの多い医学部では戦没者の割合が高い。一九三七年－四〇年度卒は特に突出している。学徒出陣によって出征した中では、他の学部に比較して医学部が最も戦没者の比率が高い。軍医だから楽ということはなかった。

このような経緯をたどって、終戦の時点では日本国内に約一万人の医師が残るのみであった。そこに七万人の軍医が戦地から帰還してきたのである。

医師の構成の大幅な変化は、日中戦争から第二次世界大戦という歴史の中で、軍部によって意図的に導入されたものではあるが、それが戦後の医療と、高度成長期以降の日本の医療制度に大きな影響を与えたことは注目に値する。また、軍部は医師を大幅に増やして軍医として採用しただけではなく、国民の健康維持に関しても、さまざまな施策を実行している。これは、国民のためというよりは、徴兵検査の成績が悪化の傾向にあり、国民の体力の低下が危惧されたことが大きな理由であった。軍部は「健民健兵」政策を強力に推し進めた。この計画は当時の陸軍省医務局長の小泉親彦軍医総監を中心に立案され、当時の「革新官僚」が中心になって強力に展開された。一九三八年の厚生省設置、国民健康保険法公布、国民医療法制定など、直接的に意図したものではないにしても、戦後の福祉国家の根幹をなす政策が次々に進められた。日本において、戦後の高度経済成長期に取り組まれた福祉政策のルーツは、実に太平洋戦争開戦当時の日本にあって、軍部によって推進されたのである。

ＧＨＱによる医学教育改革　一九四五－五〇

一九四五年八月、ポツダム宣言を受諾し、連合国に無条件降伏をすることによって、太平洋戦争は終結した。日本は連合国の占領統治下に置かれることになる。同年八月三〇日、連合軍最高司令官ダグラス・マッカーサー元帥が、マニラから沖縄経由で神奈川県厚木市の厚木海軍飛行場に飛来し、日本占領が始まった。ＧＨＱが一連の布告・命令・指示を発し、これによって日本は統治されることになった。医療保健政策に関しては、ＧＨＱ／ＳＣＡＰ／ＰＨＷのクロフォード・サムス局長（大佐のち准将）のイニシアティブのもとに、きわめてラディカルな改革が実施されていくことになる（GHQ: General Headquarters 総司令部、SCAP: Supreme Commander for the Allied Powers 連合国軍最高司令官、PHW: Public Health and Welfare Section 公衆衛生福祉局）。

サムス准将らは早急に改革に着手するために、米国のジョンズ・ホプキンス大学などでの留学経験の長い日本人学者に日本の医学教育の現状を細かく聴取した。その結果、第一に着手すべき問題は明らかに医学教育制度であると判断された。米国では、一九一〇年に発表されたフレクスナー報告に基づいて、当時米国内に存在した多数の医学校の中で、レベルの低い小さな医学校を廃止し、専門化され高度な教育のできる医学校に集中させる改革が実施された。サムス准将らは、日本の医学教育の現状を分析して、フレクスナー改革を参考にして、以下のような急進的な改革が必須であると考えた。

①全国的な医師国家試験とその受験要件としての一年間のインターン制度の導入。
②戦時期に大増設された低レベルの医専廃止、医師数の縮減、二元的医育制度の大学教育への統合。
③医学教育カリキュラムの体系化と年限延長。医学教育七年制案。

それまで、日本では大学卒業生には無試験で医師免許が交付される一方、医学専門学校の卒業生には国家試験が課されていた。この区別を廃止し、一律に国家試験を導入することになった。また、実地教育を充実するために一年間のインターン制度を導入することになった。しかし、この制度は掛け声だけで、制度的にも予算面でも全く不充分であり、その後、多くの問題の種となった。卒業直後の臨床研修問題に関して、インターン制度が一九四七年に実施されてから、一九六八年にいったん廃止され、二〇〇四年に初期臨床研修制度が導入されるまで、実に六〇年近くの歳月が流れたことになる。

戦争開始以前には、毎年三〇〇〇人あまりの医師が養成されていた。戦時期に臨時医専や各地の医学専門学校などの、教育レベルの充分ではない医学校が数多く設置されて、このままこれらの学校が存続するならば、毎年一万人を超える医師が養成されることになる。現在国内にいる医師に加えて、戦地から復員してくる元軍医に、これから膨大な数の新規卒業者が加わってくる。医師の過剰氾濫は必至であり、文部省にとって医学校の統廃合あるいは定員の削減は喫緊の課題であった。文部省は、戦時に官立の大学に設置された臨時医専は廃止するが、その他については廃校にするのではなく、定員を大幅に縮減することによって対処しようとした。この定員の削減によって、文部省は一九四一年と同等レベルの毎年三〇〇〇人の医師養成に抑えられると考えていた。

しかし、GHQのサムス准将らは、文部省とは別途に、日本の医学教育、特に医学部の将来のあり方について考えていた。彼らが念頭においていたのは、上記に述べたように母国の米国において二〇世紀初頭に実施されたラディカルなフレクスナー改革であった。彼らは、フレクスナー改革においておこなわれたように、低レベルの医学校を大胆に廃校にしようと意図していた。

文部省は、戦時下でさまざまな特例的医学教育を受けてきた学生を放り出すようなことを極力避け、改革を進めてきた。例えば、戦時期に設置された歯科医たちの医師養成特別コース（慶應義塾、東京慈恵医院医学専門学校に歯科医から医師となる臨時のコースとして併設）の受験資格についても一九四六年一〇月に特例的に受験資格を認めた。

さまざまなせめぎあいがあって、サムス准将といえども力で彼らの政策を実施することはできず、医専を評価した上で、一部だけを廃止とする案に落ち着くことになった。すなわち、医専をA級、B級に分けて、その判定によって今後の方針を考える。A級は官立大学専門部と同等あるいはそれ以上で、存続が妥当と考えられるが、B級はそれに比較すれば、劣ると判定され廃止となる。評価をおこなった結果、医学専門学校のうち、A級が四五校となり、七校がB級と判定された。A級校の卒業生は一年間の一般教養と基礎医学科目の補習をおこない、一年のインターンののちに医師免許の国家試験を実施することとなり、B級校の生徒は試験の上、高等学校または同程度の大学に転校を許すということになった。これはサムス准将が予定していたより緩やかな移行措置であり、B級医専の在学生を救済しようとする案であった。在学中に医専が廃校ということになっても、ほとんどの学生は救済された。結局、旧官立大学に付設された臨時医専は廃止となり、B級と判定された医専七校のうち、六校も廃止となり、B級と判定された一校だけは存続することになった。

ＧＨＱの強力な政策によって、医師を養成する機関は国立一九、公立一四、私立一三の計四六医科大学に整理され、この医科大学の数はその後、次の医学部新設ブームがやってくる一九七〇年代まで維持された。かくしてＧＨＱの強力な指導により、医学教育の一元化は達成された。大学医学部の卒業生だけが、卒業と同時に医師免許を与えられる制度は改められ、全ての医学部卒業生は等しく医師国家試験を受け、合格をすることによって医師免許を取得するという制度に一律に変更された。また各医学部の定員も六〇名前後に抑制され、ほとんど増員されることはなかった。

サムス准将は「とにかく日本では一九五一年までに一流の医師が養成されることになった。人口一〇〇〇人に対して医師一人（すなわち人口一〇万人に対して医師一〇〇人）という必要量を充たすのに充分な数の卒業生を送り出すことになったのである」と述べている。つまり、戦後の連合国軍の占領時代においては、人口一〇万人あたりの医師数の目標値は一〇〇人とされていたのである。

この占領期において、文部省が大学での医学教育を管轄する一方で、卒業後に受験する医師国家試験については厚生省が所掌するという分担が明確化した。新たな医師国家試験は、医療の「質」と「量」両面にわたって、厚生省の意向を強く反映させるよりどころとなっていった。

日中戦争を経て、太平洋戦争が終結を迎える一九四五年までの間、わが国には八〇を超える医学校がひしめきあい、毎年誕生する医師の数も一万人を超える勢いであったことは、前述の通りである。それが戦後急速に縮小されたかというと、必ずしもそうではない。旧帝国大学をはじめ、官立大学に急遽設立された臨時医専のように、明らかに戦後廃止される運命にある教育機関でさえも、全廃に至るまでには時間を要した。例えば東京大学（戦前は東京帝国大学）医学部に設置された臨時医専では、一九四二年から一九五二年まで九期にわたって、合計六三七名の卒業生を養成しているが、戦前期に卒業したのは一期生から四期生までの一八九名であり、むしろ戦後の卒業生が四四八名と戦前より多い。これは戦前に入学していた学生を卒業まで教育したことと、入学を停止するまでに数年を要し、それまでに入学した学生が卒業するまでの間は教育をおこなったからである。医師に限ることではないが、教育機関には学生もいると同時に多くの教職員が雇用されている。実際に学生数を大幅に縮減したり、あるいは教育機関そのものを廃止したりすることは容易ではない。このことは、第一章でも述べたように、明らかに過剰に設置したことが明瞭となった法科大学院においても、同様に経験されたことである。

国民皆保険制度と医療需要の拡大　一九五〇－六三

サムス准将は当初、医専の総数を三分の一程度まで削減しようという考えであったが、国内の反対も多くそれにには成功しなかった。結果として、医学部の定員を抑制して、年間の医師養成数を制限するという方法が採用された。各大学の医学部定員は四〇名（一六校）、六〇名（二一校）、八〇名（一九校）に抑制され、現在の医学部定員（二〇一六年度で平均一一五名）とは比較にならないほど少なかった。

その結果、医学部の入学定員総数は一九五〇年代まで年間二八二〇名で推移していた。一九五〇年当時、日本の総人口は約八四〇〇万人、医師は約八万人強であったので、人口一〇万あたり一〇〇人という医師数であった。これは厚生省として「医者の需要数は人口一〇万あたり大体一〇〇人をめどにする」という考えに合致し、またサムス准将もその目標に向かって安定的に医師を供給するようになったことを自賛していた。しかし、人口一〇万あたり一〇〇人という数値が本当に適切であるのか、それはその時代の医療需要のあり方や、医師の働き方によって決まる。人口一〇万人あたり医師一〇〇人という医師数と三〇〇〇人を切る入学定員は、一九六〇年代まで維持されることになる。

焼け野原から立ち上がった日本経済は、戦後の苦境からようやく脱出して、成長をはじめた。一九五〇年の朝鮮戦争特需によって、日本の経済水準は戦前のレベルまで回復し、一九五〇年半ばからは経済の高度成長期に入った。一九五六年には経済白書が「もはや戦後ではない」と宣言をした。国民の暮らしもやっと少しずつ楽になってきていた。

一九六一年に国民皆保険制度が実現した。健康保険制度はすでに戦前に成立していたし、戦争に入ってから国民の七割が何らかの健康保険に加入する状態が実現はしていた。しかし、医療の提供体制は全く不充分で、それも戦争によって瓦解した状態であった。まず医療機関が充分に整備されていない上に、医師のほとんどは軍医として徴発されており、また医師に診療をしてもらうことができたとしても、当時の国民にとって医療費は安いものではなかった。国民が医療を受けることはまことに困難であった。

戦後大量の元軍医が復員してきて、その多くは各地の開業医として活躍をはじめた。それとともに、日本の医療提供体制は急速に回復をしてきていた。しかし、医師にかかることは依然として安上がりではなかった。そこに国民皆保険制度が実現し、国民全てが何らかの健康保険によってカバーされる社会が実現した。また、経済成長に伴って国民の暮らしも少しずつ豊かになりつつあった。結果として、医療が身近なものとなり、医療の需要は急速に拡大した。急速に増加する医療需要に対して、それを支える医師が不足しつつあることは、次第に明らかになってきた。

一方で、現状のまま推移すると、医師過剰になるという危惧もしばしば表明されている。厚生大臣の諮問を受けて、医療保障委員（五人委員）は一九五九年「医療保障委員最終答申」を提出、その中で「医師の養成定員を現状のままとしても、近い将来にはわが国が世界でも有数な医師の多い国となるものと推計される」と述べている。日本医師会は、医学部の新規卒業生は年間一五〇〇ないし二〇〇〇人程度が妥当であるとして、戦後一貫して医師過剰に強い危機感を抱いてきた。

この当時医師過剰を憂慮する声はきわめて強かった。死亡や加齢などにより医療の現場から退出する医師数はおおむね年間一〇〇〇人であったので、毎年三〇〇〇人の医師が新規に参入すれば、毎年二〇〇〇人の医師が増加する。結果として、長期的に見れば医師総数は、一五万人前後となる。その当時としては、この医師数は過剰と考えられた。対策として一部の医科大学を廃止する、あるいは、それが困難ならば旧帝大医学部は学生採用を停止して大学院のみの大学院大学とする、医学部の定員を超えた入学を禁止する、などのことが考えられたが、いずれも実現はしなかった。

医師過剰論が渦巻いていた時期にも、医師の地理的偏在は憂慮すべき問題として意識されていた。一

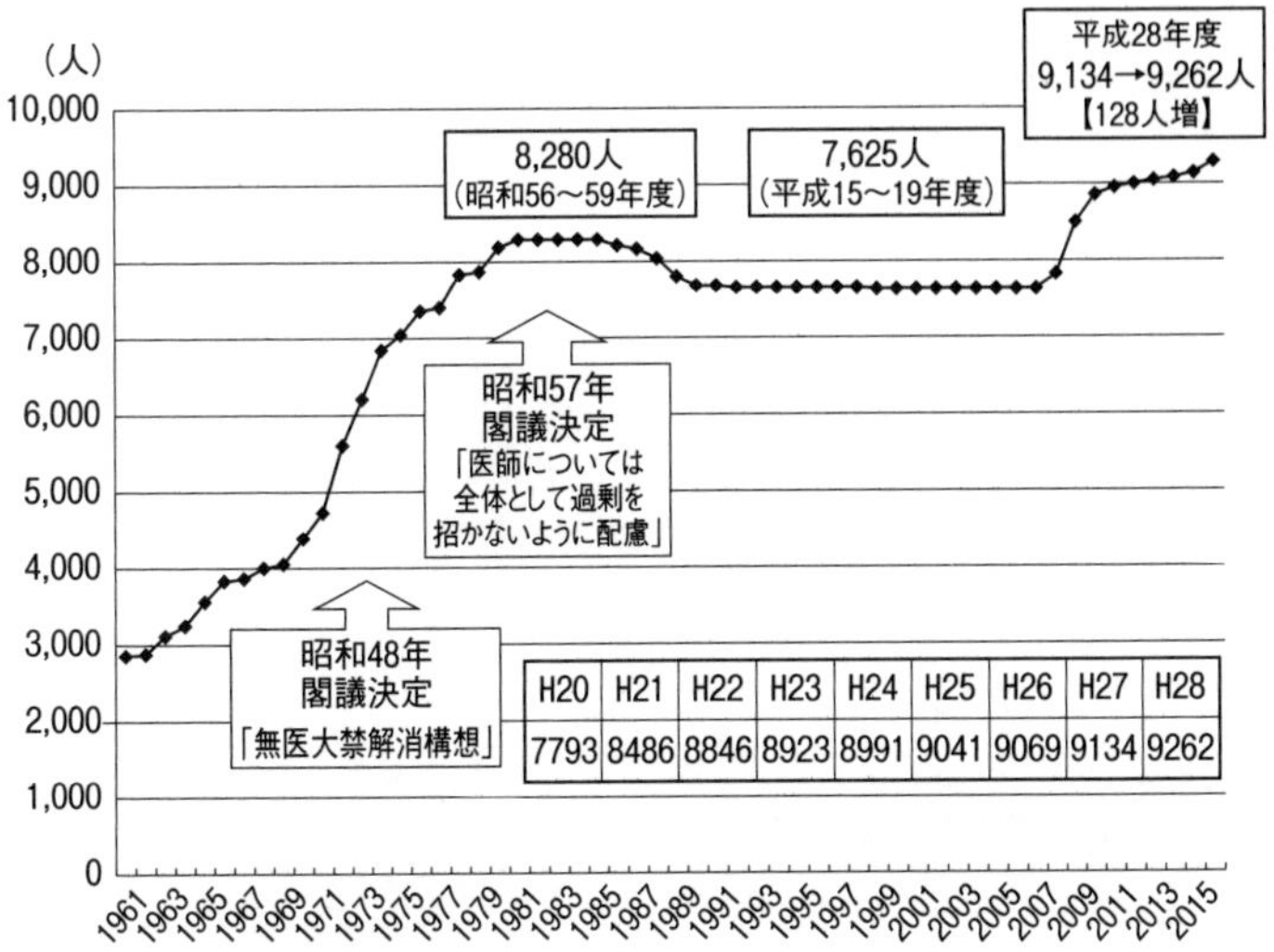

図3　医師養成数の推移

出典：医療従事者の需給に関する検討会第2回医師需給分科会（2016年2月4日）
注：2017年には定員は過去最大の9,419人になっている（92ページ）.

九五〇年代後半の時点では、マクロ的には医師数が充足していたとしても、一方でへき地医療問題は深刻であった。それを解決するために、医師の適正配置という新たな課題が登場してきたのである。

一九六〇年代に入ると、医療需要の大幅な増加が明瞭となり、厚生省は一九六一年の「厚生行政長期計画基本構想」において、医師過剰論から不足論に状況認識を一八〇度転換した（［図3］）。文部省もそれに応え、一九六三年度以降、余裕のある大学から定員を二〇名ずつ拡大させる。実際の定員増は一九六三、六四年度ともにきわめて小さいもので、厚生省・文部省ともに医師数の増加に関しては手探り状態であった。

厚生省、文部省が本格的に医師数増加の方針を打ち出すのは、一九六三年以降であり、それが大きな拡大政策として目で見える形に現れるのは一九六五年度以降となる。国民皆保険の実現や国民生活の向上に伴い、医療需要は大幅に増加した。さらに、関連諸科学の進歩が医療の進歩を促して、新しい知識や技術が飛躍的に拡大してきた。このような医療そのもののあり方を変化させる医学の進歩が医師需要を増加させる大きな要因となってきていた。一方で、戦争中に軍医として大量に養成され、戦後の医療を支えた医師たちは、この当時すでに五〇歳代に達していた。この世代は一〇–二〇年のうちに医療現場の主役として働くことはできなくなり、やがて次々に引退していくことも明らかであった。この後に続く医師養成数の拡大の条件は、すでに出揃いつつあったのだ。

一県一医大構想　一九六三–八〇

一九六一年の国民皆保険制度の確立に伴って医療需要が増大し、医師不足が唱えられはじめたことから、文部省と厚生省は既存医学部の入学定員を少しずつ増大させて、一九六九年には入学定員総数は四〇四〇人まで拡大した。しかし、医師の総数に数値目標（例えば一〇万人あたり一〇〇人の医師）を設定して、その数値目標が達成される時期が来たとしても、医師は地理的に均一に分布するわけではない。医師の分布は地域によって大きく偏り、都市部に多く、郡部には少ない。山間部や島しょ部にはさらに少ない。全体としての医師が増えても、依然として医師の地理的偏在は未解決であり、国民の間に大きな不満と不安を生み出しつつあった。国民皆保険制度によって「いつでも、どこでも、だれでも」医療を受けられるといっても、それは実現してはいないではないか、という不満であり、また万一の場合にはどうすればよいのかという不安だ。戦後の医師養成政策の論点として、マクロな医師数の拡大（つまり人口一〇万人あたり何人の医師を養成するか）に加えて、へき地の医師確保（つまり医師の地理的偏在をいかに解決するか）の二つがいつも並立してきた。

国民皆保険制度の実現により、急速に医療需要が拡大し、そこに以前よりあった医師偏在問題が加わって、前述の通り、一九六三年には、政府は厳格な医師数抑制政策から拡大政策へ一八〇度の大転換をおこなった。医学部定員を少しずつ増やし、国立病院にへき地医師を増員するなどの政策が採用されていたが、医師不足問題がこれで解決に向かうとは到底考えられなかった。医学部の入学定員は拡大されてきていたが、医学部のある県とない県では医師充足に大きな隔たりがあり、問題は少しも解決していないという不満が強くなってくる。出身地から遠く離れた医学部に入学して医師になっても、その多くは地元には帰ってこない。不満は全国に拡がり、後に一県一医大構想の大きな流れとなっていった。

その源流となったのは、秋田県と秋田大学、秋田県医師会の活動である。秋田県は、県立医科大学を設置し、適当な機会に国立に移管させるという方法を考えていた。しかし、この作戦は財政的に困難な案だ。そこで、秋田県は国立の秋田大学に医学部を新たに開設するという方向に政策転換をした。秋田大学も評議会でこの医学部設置案を採択した。一九六六年六月、秋田県知事、県議会議長、市長会会長、秋田大学学長、県医師会長など二二名が名を連ね、秋田大学医学部設置期成同盟設立総会を開催した。それに続いて、一九六七年に秋田大学から国へ医学部設置概算要求を提出し、連日の陳情を実施した。一九六八年には国会審議の議題としてこの件が言及され、一九六九年度の概算要求において、自民党文教族による政治的判断により、準備費が付けられた。そしてついに秋田大学医学部新設を認める国立学校設置法改正案が衆議院本会議で可決成立した。ここに、戦後はじめて国立大学医学部の新設が実現し、一九七〇年に秋田大学医学部が開設された。秋田大学医学部開設の一連の成り行きを見ていた他県は、それぞれが誘致運動を本格化していく。医師養成政策の決定の場に「中央」だけではなく、「地方」も大きな役割を占める関係者として登場したのだ。

一九七〇年、秋田大助自治相は突如、中学卒業後六年制の「医学高等専門学校」構想を発表した。これは自治省が広く議論を巻き起こすための政策提言であったらしく、新聞に大きく取り上げられた。この構想では、都道府県を設立者とする学校法人が、東京地区と大阪地区に二校設置する。一校あたり定員一〇〇名とし、修業年限は六年。中卒で入学し、卒後九年の公立病院勤務を義務付け、その二分の一の期間はへき地診療所勤務に従事する。この中学卒の医専構想は一部の賛同はあったが、程度を落とした医師の養成、二級医の養成は適当でないとする意見が強く、実現はしなかった。しかし、この構想は、自治・文部・厚生の各省の協議により、一九七二年に自治医科大学として結実した。実際には栃木県に一校だけが開設され、関西地区には実現しなかった。

自由民主党は一九六九年に「国民医療対策大綱」を公表し、その中で、人口一〇万人あたりの医師数として一五〇人を適切な数とした。この数値を参照したためか、一五〇人という数値が、この後、科学的に算出された「適正数」であるかのように扱われる。日本の経済を持続的に押し上げてきた高度経済成長は一九七三年の第一次石油ショックをもって終わりを告げる。一九七〇年代前半は、経済優先の高度成長から福祉重視へと転換するターニングポイントを迎えようとしていた。厚生省は一九七〇年七月、医師の必要数を人口一〇万人対一五〇人とし、一九八五年までに実現するためには医科大学の入学定員を六〇〇〇人まで引き上げる必要があるとした。

医師養成を急増するという国の政策転換に関して、日本医師会の武見太郎会長は批判的であった。彼は一九七〇年に「医師の養成を誤るな」と題する声明において、現状は医師の絶対不足というには当たらず、低医療費・大量生産方式の現状の皆保険制度では医師の都市集中はやむを得ないとした上で、へき地医療は道路交通網と通信施設の拡充により対処可能であると説いている。

一九七三年に第二次田中角栄内閣のもとで閣議決定された「経済社会基本計画」に、医学部のない県を解消する構想が盛り込まれた。当時医学部のなかった一五県全てに医科大学（医学部）を設置しようとする構想だ。この構想を「一県一医大構想」、あるいは「無医大県解消構想」と呼ぶ。

一九七〇年に秋田県に秋田大学医学部、一九七二年に栃木県に自治医科大学、埼玉県に埼玉医科大学（私立）が設置される。さらに、「一県一医大構想」に従って、一九七三年に四校（旭川医科大学、山形大学医学部、愛媛大学医学部、筑波大学医学専門学群）、一九七四年に三校（浜松医科大学、宮崎医科大学、滋賀医科大学）、一九七五年に二校（富山医科薬科大学、島根医科大学）、一九七六年に三校（高知医科大学、佐賀医科大学、大分医科大学）、一九七八年に三校（福井医科大学、山梨医科大学、香川医科大学）、一九七九年に一校（琉球大学医学部）と、七年間で一六校の国立医科大学（医学部）が計画的に新設され、一県一医大構想は実現されることとなった。この結果、全国の医学部数は同時期に認可された私立大学を含め八〇、入学定員は既存学部の入学定員増を含め八二八〇人となった。単科の国立医科大学が多いのは、医学部が総合大学の学生運動の温床となることを危惧した文教族、文部省が未然にそれを防止しようと考えたことによると言われている。

「一県一医大構想」の実現に至るまでには、さまざまな紆余曲折があった。一九七一年三月、坂田道太文相が「医師養成に関する当面の考え方」を発表した。必要とされた一七〇〇名の増員のうち、すでに増員予定の二六〇〇名を差し引いた約一五〇〇名について既設医大の定員増で五〇〇名、医大新設で一〇〇〇名を賄おうとするものだった。医大新設は全て国立で七から八校程度を予定していた。増員計画の数の面から見れば、実際には既設医学部の定員を全て一二〇名とすれば達成されていた。

当時文部省に置かれた医科大学（医学部）設置調査会の報告「医師養成の拡充について」は戦後初めて文部省が打ち出した医師養成計画ともいえるが、実際には計画といえるほどの精密さはない。この報告は医師数は人口一〇万対一五〇人が必要とし、一九七一年度の人口からして、一五万七〇〇〇人の医師を必要とした。その根拠として米国、西ドイツ、ソ連等において人口一〇万対一五〇人以上となっていることを挙げた。そして、教員等が充分でないので、当面一九七二年からの五年間に一二〇〇－一三〇〇人程度の入学定員の増加をおこなうべきとした。当時の文部省の担当官は「その線に達した後にどうするかという問題は、またそのつど考えるべき問題であって、将来の見通しを考えながら、またこれが将来の医療体制、医療需要というものの大きな動きとの関連で考えていくべきことと、引き続き検討することになった」と語っている。

一方、この当時の革新諸政党にとって、社会福祉の向上・医療の充実は、最大の政治的課題の一つであった。無医大県解消はその象徴的な意味を持っていた。「一県一医大構想」は田中内閣独自の産物というわけではなく、全国の革新政党や地方政府による医療・福祉政策への熱意のあおりを受け、票田の確保のために政治的に採用された政策でもあった。その点では、一九七三年の田中内閣による老人医療無料化の政治判断の場合と、政治的に共通するものがある（橋本、前掲『専門職養成の政策過程』）。

一九七〇年に秋田大学からはじまり、一九七二年から一九八一年にかけての医学部新設ラッシュと医学部定員の大拡大で、医師養成の様相は一変した。一九七〇年度から一九八一年度までの期間に、医学部の入学定員は四三八〇人から八三六〇人に膨らみ、医学部（医大）の数も五〇校から八一校へと増加した。かくして「一県一医大」は結実した。

医師養成数抑制の時代　一九八〇－二〇〇八

一九八〇年に入ると、今度は一転して医師過剰を訴える論調が強くなる。それを受けて、医師養成をめぐる議論の基調はむしろ抑制的となり、一九八四年になって、入学定員の削減が図られるようになった。『日本医事新報』はそれに先立つ一九七六年の新年の社説記事として、医大新設を急ぎすぎ、教員や医療従事者の不足が問題となっている一方で、大都市では医師過剰の傾向が見られ、医師の水準が維持できているか危惧されるため、今後は医大新設を一時的に凍結してはどうかと提案している。

日本医師会は一九七〇年代から、医師過剰になりかねない一県一医大構想には一貫して反対していた。

特に各地方の医師会は、医師数増加を強い危機感をもって受け止めていた。しかし、この危機感は、一九八〇年以降になってはじめて実際に政策面で取り上げられるようになった。

一九八〇年、厚生省は目標とした人口一〇万人あたり一五〇人の医師数が、当初めざしていた一九八五年を待たずに達成できる見込みであるとし、これ以上増やすべきではないとした。実際、人口一〇万人あたり一五〇人の目標医師数は一九八三年には達成された。予想を上回る速度で医師が急増したのは、国立の医科大学を増加させた（二四校二二八〇名から自治医大を含め四三校四六六〇名）のに加え、私立医大が急速に増加した（一三校一一四〇名から二九校三〇四〇名）ことによっている。

一九八一年、政府では行財政改革の検討のために第二次臨時行政調査会（第二次臨調）を発足させ、「増税なき財政再建」を達成すべく審議をおこなっていた。政府支出を削減していく立場から、調査会は一九八二年の「行政改革に関する第三次答申」の中で、医師・看護師を含む国家公務員の定数削減や大学新増設の見送りなどを求めた。医療従事者については、将来の需給バランスを見通しつつ、養成計画の適正化に努め、特に医師については、過剰を招かないよう合理的な養成計画を立てることとした。第二次臨調の答申は、その後の医師養成政策に絶大な影響を与えることになる。当時医療費の増大が国家財政を圧迫するという主張がなされていた。厚生省高官からは「人口一〇万対一八〇以上に増えると、アメリカのように医師一人増えると医療費が二五万ドル増える、といったことになりかねない」、あるいは、「このまま医療費が増え続ければ、国家がつぶれるという発想さえ出てきている」という発言がなされるようになった。後者は後日「医療費亡国論」として広く知られるようになる。

一九八四年、厚生省に「将来の医師需給に関する検討委員会」が設置され、一九八六年に「控え目の推計でも一割程度の医師過剰が生じる。当面昭和七〇年（一九九五年）をめどに医師の新規参入を一〇％程度削減する必要がある。七九校の入学定員を八二六〇名から七五〇〇名程度に縮減すべきである」との意見が公表された。

医学部の中にも、将来の医師過剰を考慮して、医学部学生定員を縮小するところが出はじめた。愛媛大学は定員一二〇名から一〇〇名へ削減し、もって医学教育の質の充実を図りたいとした。続いて徳島大学、長崎大学が同様の定員の削減をおこなう。しかし、定員の削減は容易に進むことはなかった。各大学は全て医師過剰を心配し、数の縮減の必要性を主張しながら、国立は私立、私立は国立、公立は国・私立の数を減らすことを主張し、自分の所は減らさないように守りに入る。これでは何の解決策にもならない。結局、国立大学は一九九〇年度までに、定員四五六〇名のうち四七〇名を削減して、一割削減を達成、公立大学は六六〇名を奈良県立医大が五名削減して六五五名で推移、私立大学は新設医大を中心に三〇四〇名から二九一五名へ、四％の削減、これに加えて水増し入学をおこなわず、定員枠の厳守をすることによって、結局最終的には学生養成数七六二五人で安定することになる。一九七〇年から始まった医師養成数の拡大策は、一〇年を経て今度は抑制策へと転換されたのである。

一九七〇年代半ばから、国民医療費の増大が著明となり、そのことから急激に増大してきた医師養成数に対して、ブレーキをかける論調が強くなってきた。医療費は疾病構造が変化したり、医療技術が高度化したりすれば、それに伴って増大する。さらに、それに加えて、医師数の増加による医療提供体制の充実も医療費を増大させる。医師がいない場合の医療から、医師が充足されつつあり、医療体制が整いつつある国の医療費が増大するのは当然のことである。これは必要な医療が適切に提供された結果にすぎない。しかし、それを超えて医師数が増加すると、医師間の競争が激化して、不要不急の医療を過剰に施すことになるのではないだろうか。そう考えれば、医師を安易に増加させることに警戒的にならざるを得ない。

医師数増加が不必要な医療を誘発し、医療需要を増加させるという考え方は「医師誘発需要」と称され、これを医療費高騰の大きな理由とする見解もある。しかし、これまでの医療費増加の実証的研究では、医師過剰が極度に進まないかぎり「医師誘発需要」が医療費を増大させる主要な要因であるとする仮説には否定的だ（【コラム　医師誘発需要】）。近年の日本を含む諸外国での医療費の急激な増大の主要な要因としては、しばしば高齢化が挙げられ、また医師数の増加もその一つとして挙げられることが多い。しかし、先進諸国での医療費高騰の要因として、詳細な実証データに基づけば、第一に挙げられるべきは医学の進歩による新規の医薬品や医療技術の登場である。その要因に占める割合に比較すれば、高齢化によるものはそれほど大きくはなく、医師の数によって「誘発」され増大した医療費は、それがあったとしても小さなものである（兪炳匡『「改革」のための医療経済学』メディカ出版、二〇〇六年）。

一九九四年には、厚生省の「医師需給の見直し等に関する検討委員会意見」において、やはり医師養成に関しては抑制的な見解が示され、一九八六年に「将来の医師需給に関する検討委員会」が示した医学部入学定員の一〇％削減を実施するように、各大学関係者に要望がなされた。また、一九九七年に、大学医学部の整理・合理化も視野に入れて医学部定員の削減、医師国家試験合格者数の抑制に取り組むとの閣議決定（「財政構造改革の推進について」橋本龍太郎内閣）がなされた。二〇〇〇年代に入ろうとするこの当時、実際には、次に述べる通り医師不足の諸条件が潜在的に進行しつつあった。しかし、医師数増加によって医療費がさらに野放図に増大するのではないか、という強い警戒感から、二〇〇八年に再び医師養成数が拡大されるまでの約三〇年の間、養成数七六二五人でほぼ固定された状態が継続するのである。

新たな医師不足の時代　二〇〇八以降

二〇〇七年の厚生労働白書は「医療構造改革の目指すもの」（ぎょうせい、二〇〇七年）と題して、わが国の保健医療をめぐるこれまでの軌跡と現状を論じ、その上でこれから進めようとする医療の構造改革について解説している。そこで、戦後から現在に至る日本の医療提供体制のこれまでのあゆみを、次の三段階に区分している（時代の呼び方は簡略化した）。

①医療基盤の整備と量的拡充の時代　一九四五－八五
②病床規制による医療提供体制の見直しの時代　一九八五－九四
③医療施設の機能分化と医療提供体制の整備の時代　一九九二－以降

厚生省は、一九四七年に成立して以来変えてこなかった医療法の改正に乗り出し、一九八五年に第一次の改正をおこなった。そして、医療計画制度を導入して、増え続ける病床の規制を導入した。改正医療法のもとで、一九九二年以降、それまでの医療の量的拡大路線から、本格的な医療の質の向上の時代に入ることになった。白書では、戦後長く続いた医療の量的拡大の時代が、病床規制などの医療提供体制の見直しの後約一〇年を経て、医療の質の充実の時代に突入したと述べている。

もっぱら不足している医療提供体制の量的拡大に専念する場合、医療は質の向上よりも量に、高度な医療よりも基本的なプライマリ・ケアに重点を置かざるを得ない。しかし、その路線を継続して量的拡大だけをめざしていけば、その国の医療は限界に突き当たる。それが第一次医療法改正に至る前の日本の医療基盤の状態であった。この問題を改革するため必要なことは、先行する先進諸国で採用されている「成熟社会型」医療への質の変換を推進することだ（広井良典『日本の社会保障』岩波新書、一九九九年）。成熟社会型医療とは、医療の質、医療レベルの評価、患者の権利尊重、情報の開示などのキーワードで語られる次のような特徴を持つ医療体制である。

①充実した教育体制と厳格な専門医認定制度
②病院機能の集中化・集約化
③病院と診療所の密接な連携体制
④チーム医療の推進と業務範囲の職種による制限の見直し

⑤医療安全と患者権利尊重のためのシステム

このような医療制度を確立するために、わが国においても、さまざまな改革が進められた。一九九二年には第二次の医療法改正がおこなわれ、特定機能病院制度と療養型病床群制度が創設され、病院をその規模や役割に従って機能区分していく流れがはじまった。一九九七年の第三次医療法改正において、インフォームド・コンセントが法制化され、患者権利の尊重が比重を増した。しかしながら、この時期に社会から医療安全の体制について大きな不満が投げかけられることになった。一九九九年に横浜の大学病院で心臓の手術を受ける患者と肺の手術を受ける患者とを取り違えて手術をおこなうという事件があり、他にも重大な医療事故が重なって、医療に対する信頼が大きく損なわれた。各病院は医療安全の確保のために、体制づくりに追われた。一般病床（急性期病床）の入院医療費支払いは従来出来高払いが基本だったが、二〇〇三年に選択制で包括払いが導入された。ＤＰＣ（Diagnosis Procedure Combination）制度の導入である。二〇〇六年には看護体制の大きな変革がおこなわれ、患者あたりの看護師の数を一定以上確保する病院に対して、入院基本料を手厚くする改正（七対一看護体制）がおこなわれた。

このような一連の改革は、日本の医療を量的拡大の時代から、医療の質に重きを置く「成熟社会型医療」への転換の流れに沿うものであった。しかし、成熟社会型医療を実現するには、医療の現場ではこれまでよりはるかに多くの人手が必要となる。患者への説明や医療安全の確保のための院内体制も充実しなければならない。病院機能を急性期対応として、集中化・集約化するために急激に平均在院日数の短縮がおこなわれ、医師の負担はさらに増大していく。病院は少ない人手でこのような負荷に耐えつつあった。その同じ時期に、政府によって二〇〇二年からは診療報酬本体部分（医療の技術料）の切り下げがおこなわれた。つまり、より質の高い医療をより低い診療報酬のもとにおこなわなければならなくなったのである。

このような医療体制の「途上国型」から「成熟社会型」への変換が進行中の時期に、二〇〇四年に長年の懸案であった医師の初期臨床研修制度が導入された。診療に従事する医師は卒後二年間の研修を受け、日常遭遇する負傷や疾病に対する基本的診療能力を身に付けることとなった。卒業して医師免許を取得した医師は、研修を受ける施設を大学病院や市中の研修病院の中からマッチング方式によって選択する。それまでは卒後の医師の七〇％が大学病院で、三〇％が市中病院で最初の研修を受けていたところ、新制度の導入に伴うマッチングの結果は、大学病院を選択した医師が五〇％、市中病院を選択した医師が五〇％となり、大学病院は突然人手不足に陥った。大都市部にある大学病院では比較的影響が少なかったが、地方の大学病院では卒業したての医師の数が激減した。さらに、初期臨床研修において研修医がやってくる診療科（当初は内科、外科、小児科、産婦人科、救急医学、麻酔科、精神科）と、研修医が最初の二年間全く来ない科とに分かれた。そのために、研修医が来ない診療科では、それまで卒後すぐにやってきた研修医の代わりを若手医師が担当しなければならなくなった。それに加えて、同じ時期に国立大学は法人化をおこない、病院には診療収益の増加が大きな目標となったことも、地方の国立大学にとっては大きな負担となった。この結果、大学では市中病院の医師の「引きあげ」問題が発生した。大学が派遣していた中堅の医師を、附属病院の業務を担当してもらうために、病院に戻ってきてもらうという選択をせざるを得なくなったのだ。このことが、特に医師不足に苦しむ地方の地域医療に大きな打撃をあたえ、「医療崩壊」を起こしかねないという状況になった（初期臨床研修制度によって「研修医が都市部に流出した」という表現がされる場合があるが、これは誤解されやすい。研修医は大学から市中の病院に流出したが、個々の都道府県別で集計すれば、研修医が大都市部に集出したということはない。むしろ東京、神奈川、名古屋、大阪、京都、福岡の各都道府県の初期臨床研修医は最初の数年わずかに増加したものの、その後は一貫して減少している）。

潜在的に進んでいた医師不足問題が、初期臨床研修制度が導入されたことによって顕在化した。本制度が直接医療崩壊の原因になったとの見方も根強く、初期臨床研修制度を廃止せよ、という意見さえ表明されるようになった。実際には、ここまで問題が大きくなったのは、当時の医療提供体制全体に相当な制度的ひずみが進んでいたことによる。大学から市中の病院に研修医が流れたといっても、研修医全体八〇〇〇人弱の二〇％、一六〇〇人である。当時の大学病院の医師は約四万三〇〇〇人ほどであったから、その四％弱にあたる。大学病院の医師の四％に相当する卒後間もない医師がいなくなったために、医師の分布を大幅に組み替えるような医師の再配置が起きて、それが地域の病院での深刻な医師不足の原因となった。そうなるには、それだけ地域の医療が余裕のない脆弱な状態になっていたと考えるべきなのである。

急激に進行する医療体制の変化、特に平均在院日数の短縮のために、以前より医師は大型急性期病院

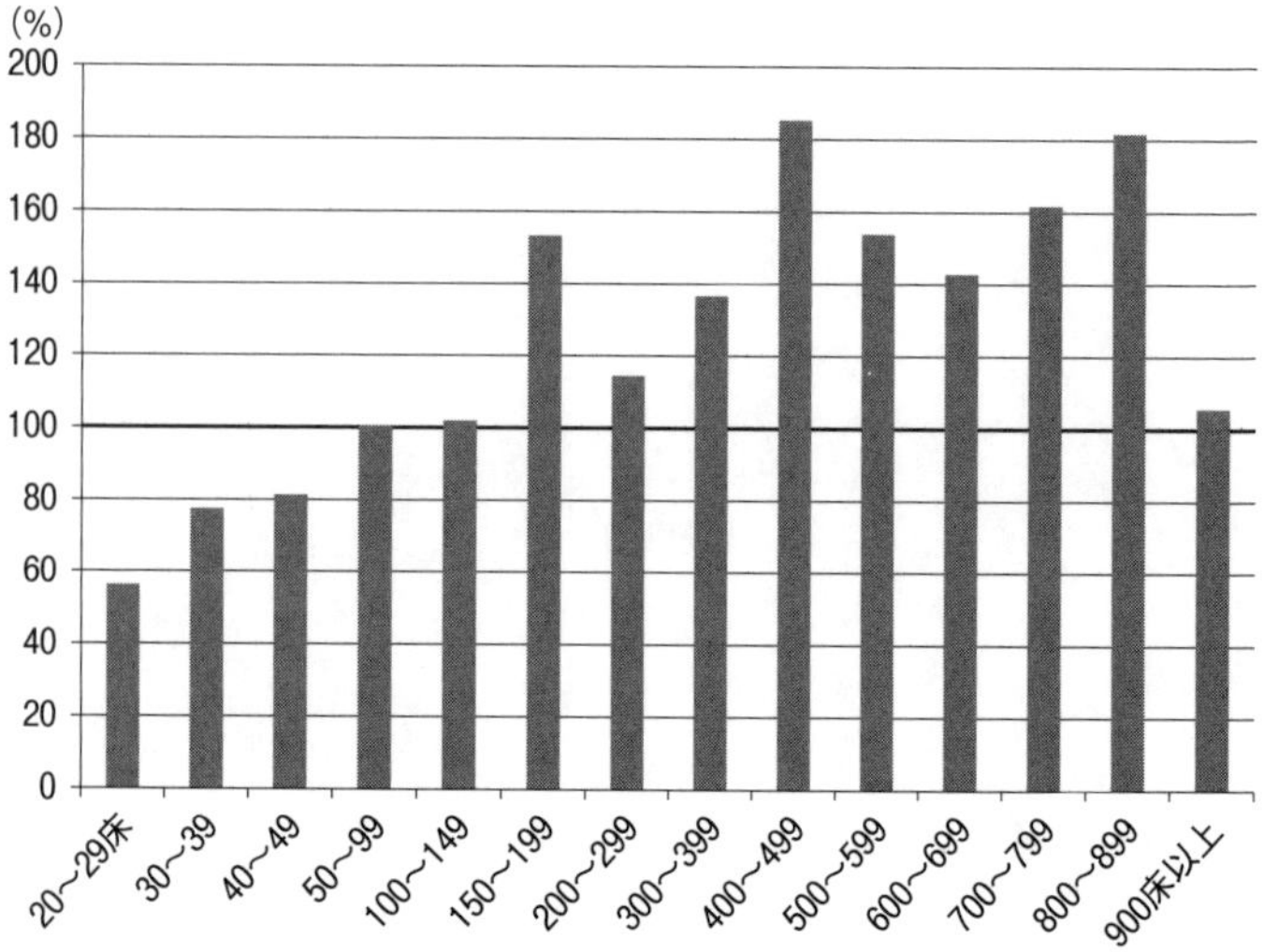

図 4　病床規模別医師数の推移（1998 年医師数に対する 2015 年医師数の比率）

出典：厚生労働省医療施設調査・病院報告より筆者作成.

に集積しつつあった。すなわち、規模の異なる病院間の医師の偏在が進んだ。この当時から最近までの病床規模別の病院医師数の増減を見てみると（[図4]）、病床数一五〇以上の病院では、医師数が五〇％以上増加している。しかし、一五〇床未満の病院では、医師数は不変かやや減少の傾向である。わが国の病院の中では、病床数五〇－九九の規模の病院が最も数が多く（[図5]）、また地域医療を支えているのもこのような病院だ。初期臨床研修制度の導入によって、医療が崩壊寸前の最も厳しい状況に置かれたのは、医師不足がもともと深刻になりつつあった病院、すなわち地域医療を担当する中小病院であった。

研修制度の開始とともに、研修医はマッチング制度によって、研修する病院をみずから選択するようになり、それまでの医局による

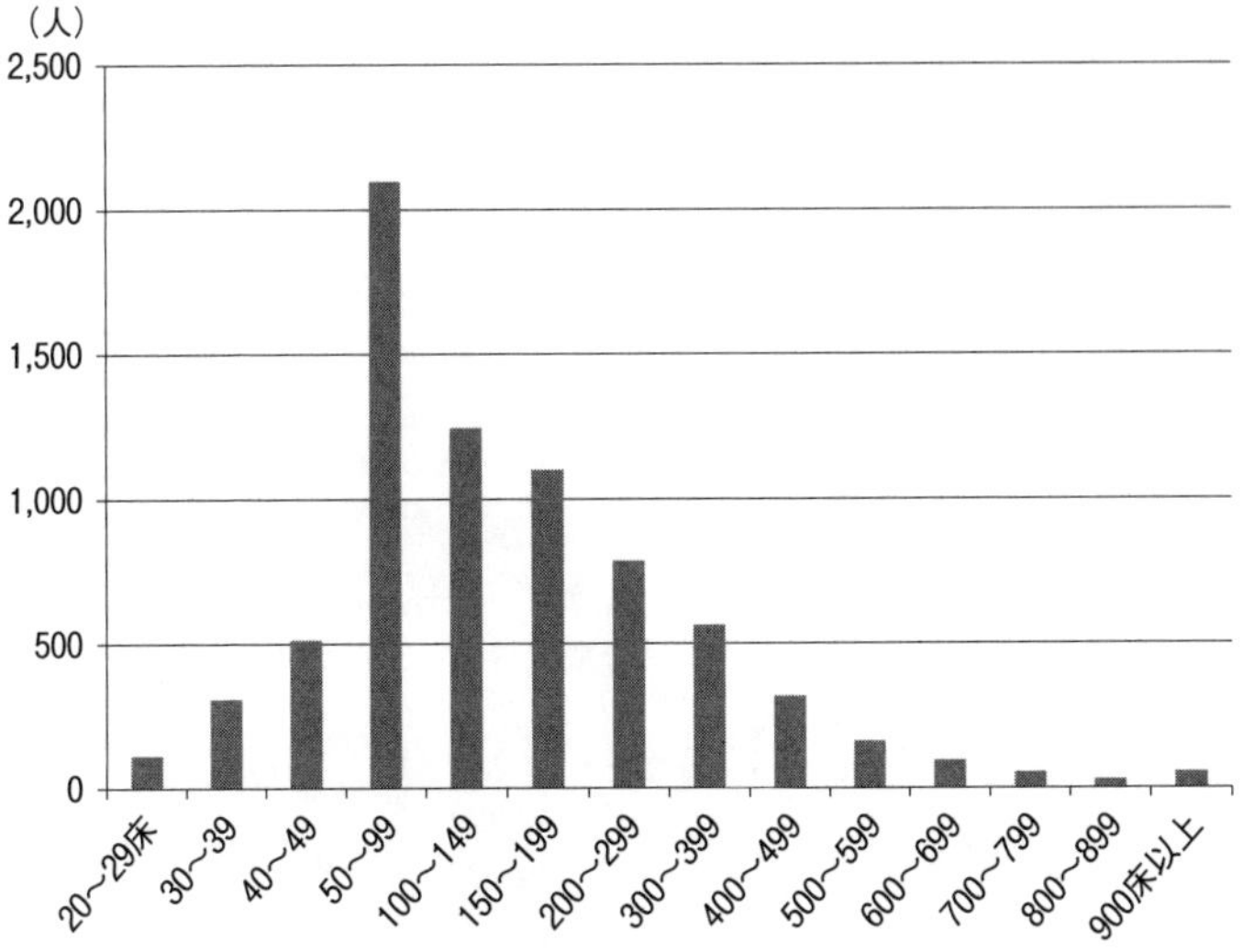

図5　病床規模別の病院数

出典：厚生労働省医療施設（動態）調査・病院報告，2015年．

医師派遣機能が大幅に弱体化した。医局は大学の講座とその診療科に所属する医師による組織であって、教授を中心とする教員によって運営されている。直接の担当教員は医局長と呼ばれる。しかし、医局も医局長も法令や学内規定によって定められたものではなく、慣例によって運営されてきたものだ。このような私的な組織が、かつては絶大な力を持ち、大学から赴任する医師の人事を一手に引き受けていた。その範囲は若手の「医師派遣」から基幹病院の部長人事にまで及んでいた。そして、時に本来存在しない人事に関する医局の権限が、事実としては圧倒的な力を持ち、そのために自分の希望しない病院に無理矢理行かされるというようなことも起きていた。適切に運営されている医局では、仮にこのようなことがあっても、その後には本人の希望する病院への赴任を割り当てるなどして、バランスを取っていた。しかし、本人の希望とは異なる「医局人事」の問題もしばしば起きていた。医局が本人の意に沿わない人事異動を指示したことに反発して、それならば医局を辞めるという医師と、医局を辞めるのであれば医局が紹介した現在の病院も辞任するべきだとする医局との間で裁判になったことがある。そして、任意の私的組織である医局がここまで権限を振るおうとしても、その指示による人事は法的に無効であるとする判例も出ている（水島郁子「勤務医に関する労働法上の諸問題」『日本労働研究雑誌』五九四号、四二－五二ページ、二〇一〇年）。そのようなネガティブな面も見られたものの、医師の卒後のトレーニングを引き受け、卒後の相当長期間にわたって医師のキャリア・パスをサポートし、また医師の同窓会的な機能も引き受けてきた医局の役割は大きかった。そして、医師不足が特に深刻な中小規模病院の医師についても、事実上の強制力を持って（後に別途の人事をおこなってバランスを取るという見込みも含めて）、医局が采配を振るってきたことも事実である。このような医局による医師派遣機能が、初期臨床研修制度によって急激に弱体化し、一方でそれに代わるだけの制度は準備されず、また成熟もしていなかった。このことは、初期臨床研修制度導入後の「医療崩壊」と呼ばれる地域医療の困難を一層深刻にしたといえる。

そのような変化に加えて、一九九〇年代後半に入って、戦時期に大量に養成された医師の大部分が七〇歳代となり、現役を退いていく時期に入った。結果として、劇的な変化ではないにしても、各地方に潜在的な医師不足状態を作り出す要因となっていた。

「医療崩壊」の危惧の声が全国の病院や自治体から上がり、医師の養成を増加させる必要があるとの意見が強くなってきた。しかし、厚生省に一九九七年に設置された「医師の需給に関する検討会」では、一九九八年の報告書において「地域的にみて医師の配置に不均衡がみられるものの、現在の医師数の状況は全体としてはいまだ過剰な事態には至っていないが、過剰問題がより一層顕在化し始める」として、医師養成に関しては抑制的な見解を発表している。

二〇〇五年になって、特定の地域や診療科において、医師不足を懸念する声が強まり、再度医師養成に関して見直しをすることとなり、「医師の需給に関する検討会」において新たな検討をおこなった。検討会は外来医療および入院医療の需要予測に基づき、医師の需給の見通しを立てている。結果は二〇〇六年に報告書として公表された。報告書では、医師の需給の見通しとして、供給の伸びが需要の伸びを上回り、二〇二二年に需要と供給が均衡し、長期的には必要な医師数は供給されるとした。しかし、マクロ的な医師数が確保されたとしても、地域や診療科といった個別の医療現場での需要が自然に満たされることを意味しない。この問題を解決するために、検討会は実効性のある地域定着策を実施することを前提として、医学部入学定員の暫定的調整を提言している。これは後日定員を増やして「地域枠」を拡大し、地域定着をはかる施策として実施されることになる。

前述のように、比較的大きな基幹病院に医師が集中していく一方で、地域医療を支えている一五〇床以下の病院には深刻な医師不足が持続していた。このような危機意識もあって、医師の需給問題は政治の場でも取り上げられ、政府はこれまでの医師数抑制政策を見直し、二〇〇六年に「新医師確保総合対策」、二〇〇七年に「緊急医師確保対策」を打ち出し、二〇〇八年には「経済財政改革の基本方針二〇〇八」を閣議決定して、早急に医師養成数を過去最大数まで増員することを決定した。それを受けて、毎年度ごとに学生定員の増加がおこなわれ、二〇一六年の段階では、医学部定員は九二六二人となった（そのうち九九三人については、時限付きの臨時定員とされているが、これが時限終了時にはもとに戻されて、再び定員が大幅に減少するのか否かは、いまだ明らかではない）。さらに、二〇一六年度より震災復興のために東北医科薬科大学が、二〇一七年からは、国家戦略特区の枠で国際医療協力をめざす国際医療福祉大学が医学部を開設する。その結果、医学部の学生定員は過去最大の九四一九人まで拡大することになっている。

地域医療に従事する意思のある学生を別枠で募集する「地域枠」制度（奨学金のついている場合とつかない場合がある）は二〇〇八年から導入され、徐々にその数を増し、二〇一六年度の段階では各年度ごとの人数は一六一七人に達している。すでに数学年が卒業をして、一定の年限地域医療に従事することになる。実に医学生の六人に一人が地域枠学生ということになる。今後、徐々に地域の現場で働く地域枠出身の医師が増加してくるものと期待できる。

このように医師の養成数は二〇〇八年以前の七六二五人から、二〇％増しの九二六二人となり、間もなく九四〇〇人を超える数となる。これは二〇〇八年以前の定員七六二五人から、実に一八〇〇人近くの増員であり、仮に一医学部の定員を現状の一一五としても、一五校以上の医学部を新設したことに匹敵する大増員である。この養成数が多いか、少ないかについてはさまざまな意見がある。厚生労働省に設置された「医療従事者の需給に関する検討会」は、今後の医療需要の趨勢を見積もった場合に、二〇

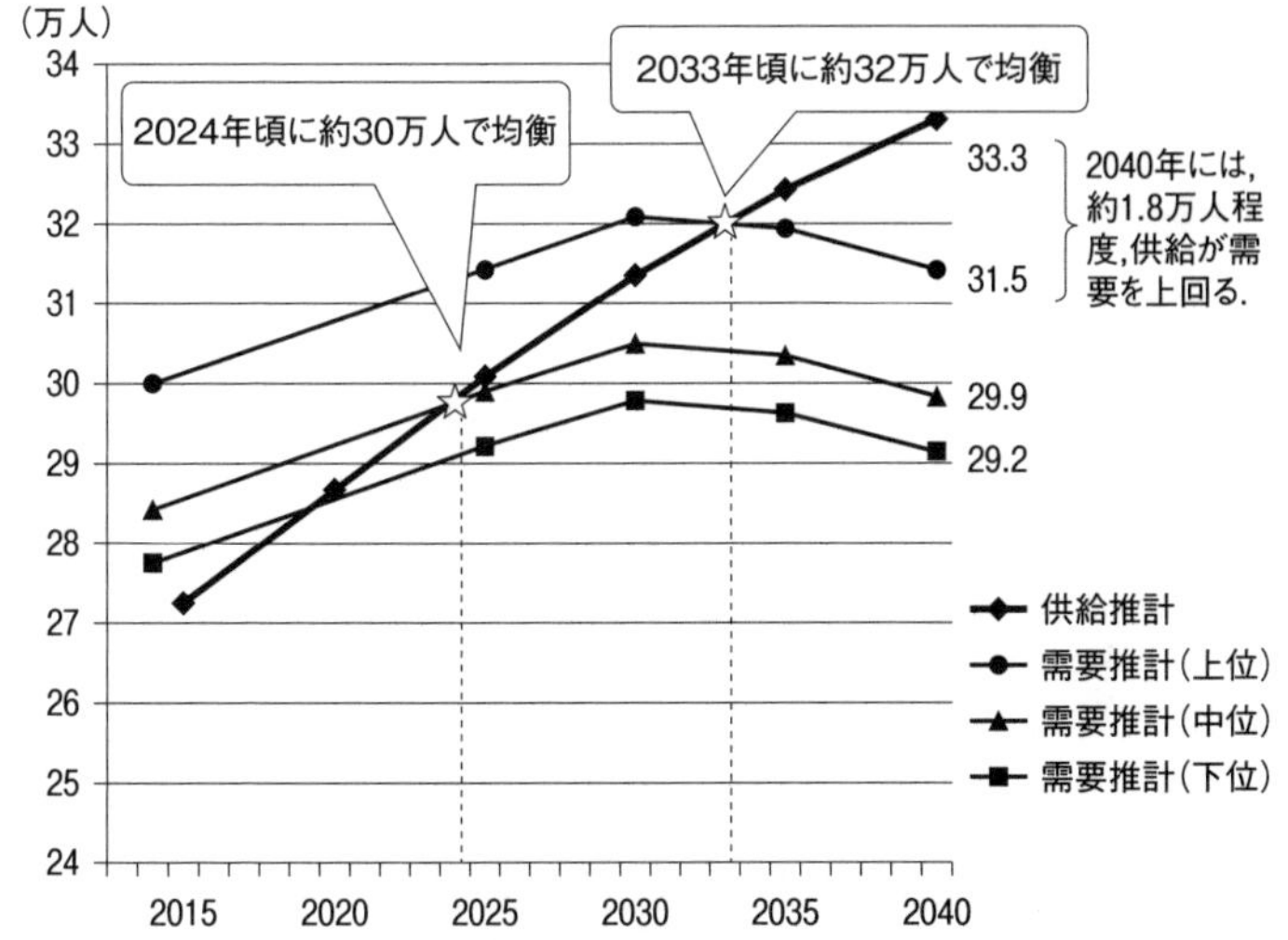

図6　医師数の将来予測

出典：医療従事者の需給に関する検討会資料より.

二四年ころに医師は約三〇万人となり、需要と供給が均衡するとしている。医療需要を多めに見積もった場合でも、二〇三三年には医師数が約三二万人となり、需要と供給がバランスすると予測される（[図6]）。人口減少社会のわが国においては、二〇三〇年ころを境に医療需要が減少する傾向になる。しかし、医師養成数を固定すれば、医師は当面増え続ける。二〇〇八年に医師を増やしはじめたので、医師の増加が安定するのは三〇－四〇年後の二〇四〇－五〇年ころだ。安定期が到来するまでの間は、医師は増え続ける。一方で医療需要は減り続ける。どこかで過剰問題が発生することは、ほぼ確実のように思われる。

戦後の医師養成を振り返る

戦後の医師養成を振り返ってみると、本章に

表1　戦後における医師養成の4つの時期区分

	おおよその期間	その長さ	医学部定員	人口10万人あたり医師数の目標値
戦後期	戦後-1963	17年間	3,000	100
急速増加期	1963-82	19年間	3,000-8,280	150
安定期	1982-2008	26年間	7,625	200
第二の増加期	2008年以降	未定	7,625-9,419	300

おいて述べた通り、戦後以降を四つの時期に分けることができる。その特徴をより明瞭にするために、それぞれの時期を仮に戦後期―急速増加期―安定期―第二の増加期と呼ぶことにする。その概略は表1の通りである。

戦後期には戦時下に多数養成された医師が戦場から復帰するとともに、医師の養成は厳しく抑制された。この時代の医師養成の目標値は人口一〇万人あたり一〇〇人であった。

一九六一年に国民皆保険制度が実現し、また高度経済成長下にあって医療の需要は急激な量的拡大をとげた。それに伴って**急速増加期**がはじまる。医療需要の量的増大によって医師不足が深刻となり、一県一医大構想のもと医科大学が新設され、医学部定員は最大期で八二八〇人まで拡大した。医師養成の目標値は人口一〇万人あたり一五〇人とされた。

安定期には、医師養成数の急激な増加により、当初の医師数の目標値を大幅に超える状態となり、医療費の無制限な増加を恐れる政府により医師数抑制の時期に入った。しかし、定員の抑制に総論では賛成でも、入学定員の削減は容易ではなかった。結局医学部入学定員は七六二五人で長期的に維持されることになった。医師養成の目標値は人口一〇万人あたり二〇〇人とされた。

一九八五年の第一次医療法改正以降、日本の医療制度は量の拡大から明らかに質の充実の時代へと移行した。その結果、医療現場では医師の業務の急速な増大とともに、医師不足問題が深刻となった。二〇〇八年より、各医学部の地域枠学生の増員などの定員増がおこなわれ、**第二の増加期**が始まった。また二校の医学部が新設され二〇一八年度からは医学部定員は九四一九人となる。医師養成の目標値は人口一〇万人あたり三〇〇人とされている。

戦後七〇年間の医師養成数の増減は、細かく調整されるというよりは、そのときの世論や政治状況に影響を受けやすく、一挙に増員されては過剰問題の議論が起きて抑制期に入る。最初の増員のときは、三〇〇〇人から八二八〇人へ、定員は二・七六倍に膨れ上がった。二回目の増員の場合は、それほど大幅ではないが、それでも定員は二三％を超える増加をしている。それぞれの時期ごとに、目標としている医師養成のマクロ値、すなわち人口一〇万人あたりの医師数が一〇〇人から三〇〇人に段階的に増大している。人口一〇万人あたり一〇〇人をめざした時代に、将来人口一〇万人あたり三〇〇人が目標値になるとは誰も予測できなかった。

このように医師の数に関する議論は不足論と過剰論の間で揺れ動いてきた。しかし、今になって振り返ってみれば、戦後医師の総数は常に一貫して毎年一定のペースで単調に増加しつづけてきている。このことは［図7］を見ればよくわかる。その増加の速度は一九八〇年を境に一変している。この変化は一県一医大構想の実現によるものだ。一県一医大構想が実現する前の一九五〇年から一九八〇年の間は、医師の総数が毎年二六〇〇人、人口一〇万人あたりの医師数は毎年一・四人ずつ増加してきた。一方、一九八〇年から二〇一四年の間は、医師の総数は毎年四五〇〇人、人口一〇万人あたりの医師数は毎年

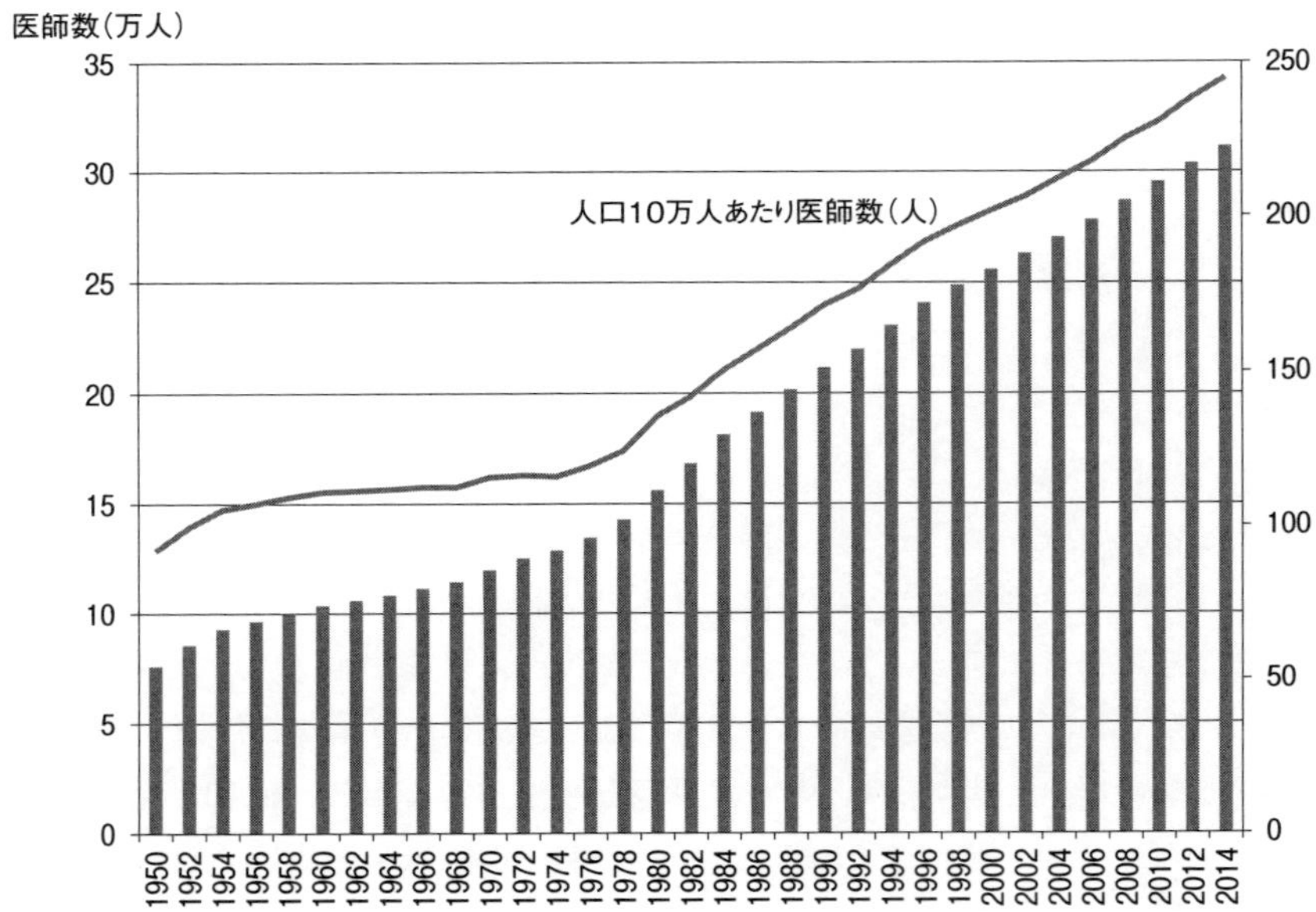

図 7　医師総数

出典：医師・歯科医師・薬剤師調査をもとに筆者作成．
注：医師の総数は戦後一貫して増加を続けてきた．1980 年前後を境にして，それ以降，医師数は毎年 4,500 人ずつ，人口 10 万人あたりの医師数は毎年 3.2 人ずつ増加をしている．

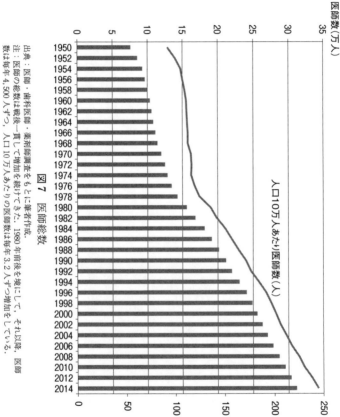

三・二人ずつ増加している。このように一九八〇年を境に変化の様子は変わるが、医師の総数はほぼなめらかで単調な増加をしている。これは不思議でも何でもなく、最初から予想できたことだ。例えばこれまで毎年三〇〇〇人を養成していた所に、ある年度から突然七五〇〇人を養成しはじめれば、その六―七年後から、相当長期にわたって毎年医師の総数は四五〇〇人ずつ増加することになる。

医師の総数が単調に増加してきたのに対して、医師が足りない、あるいは医師が過剰になりそうだという世論はその時期によって大きく異なっていたことは、本章で論じた通りだ。医師が不足しているという声が大きくなった時期は、医療の需要が急速に増大した時期であった。医師の総数の単調で緩やかな増加に対して、一九七〇―八〇年代には皆保険制度の実現による医療需要の急激な増大のために、また二〇〇〇年代の初頭には医療の質的充足による医師業務量の急増のために、医療の需要は急速に増加し、医師不足が大きな社会的問題となった。医師の数の増加に比較して、医療需要の増大は、時にはるかに大きな速度で進行する。後で振り返って見れば、戦後の医療の量的拡大と質の向上による医療需要の増大速度に対して、医師養成はそれに追いつくことに精一杯であったといえよう。

第3章でも述べるように、西ヨーロッパの先進諸国は日本に先行して医師数を増やしてきている。現状では多くの国で日本より医師数が多く、また今でも増加中である。OECD諸国の人口一〇万人あたりの医師数の平均値は三〇〇人であり（正確には第3章図2参照）、わが国はその数値を目標値として据えているが、この数は再び改定され、将来は人口一〇万人あたり四〇〇人程度が新たな目標とされる可能性もある。しかし、どこかの時点で、医師が過剰気味になり、新卒の医師が勤務先探しに奔走するなどということがあるのかもしれない。また一方で、心配する必要はないという考え方もあるだろう。これまでの経験からいえば、まず人口一〇万人あたり三〇〇人という数値目標が実現する時期をあらかじめ予測し、その時点に向けて医師養成のブレーキを踏むことを考えるべきであろう。そのためには、二〇〇八年以降に増員した時限付きの定員九九三人を、予定通りに減員し、現時点での恒久定員とされている八四〇九人（二〇一八年度時点）まで戻し、その後の趨勢を綿密にフォローするという方策が考慮すべき有力な選択肢である。戦後の医師養成の歴史の教訓は、医師養成数の増加は急激だが、数の削減には時間がかかるということである。医師数の制御を車にたとえれば、よいエンジンがあってアクセルがよく利く。しかし、それに比べてブレーキはとても貧弱だ。したがって、バランスを取るためには、よいブレーキを用意するような政策的な配慮が必要となる。

マクロ的な医師数、すなわち人口一〇万人あたりの医師数は、どの程度であるのが医療のあり方として適切であるかは、さまざまなファクターが関係する複雑な問題である。さらにマクロ的な数値目標が達成されても、ミクロ的に見れば、地域による医師不足の問題や、特定の診療科における医師不足は、別途解決すべき大きな問題である。マクロ的な医師の養成数の問題については、次の第3章で、そして医師の地理的な、あるいは診療科ごとの分布と偏在の問題については、第4章で論じよう。

【コラム　医師誘発需要】

病気については、どのようにすれば一番よいかは医療の消費者である患者にはわからない。従って、病気に関する知識のある医師が医療の必要性を判断することになる。これを医療における「情報の非対称性」という。その結果、医療の消費者である患者だけでなく医療の供給者である医師も医療の需要を誘発できることになる。この現象を「医師誘発需要」という。

医師が全く存在しない地域があり、そこでは医療を提供する体制が皆無であれば医療費も発生しない。そこから医師が徐々に充足し、また病院や診療所が開設されて医療が充実してくれば、当然それに伴って医療費は増加する。ここまでは当然のことである。しかし、このような医療の充実がどの時点で完了し、医療提供体制が完成したといえるのかを決めるのは非常にむずかしい。一応、医療需要と医療供給がバランスすれば、医療提供体制というものが完成の域に達したという想定ができる。

一方、医師が極端に過剰に存在し、それでもそれぞれが医療を業として営んでいるという国を想定しよう。このような状況下での医療を考える。そこでは、医師は生き延びるために必要でもない医療を提供する（つまり、医師が需要を作り出す）ということが起きることは否定できない。つまり不適切な医師誘発需要が発生し得る状況であるといえる。

このような医師誘発需要の現象が、医師過剰の状態になると必ず発生し、それが国民医療費を増加させるということを主張することがある。しかし、医療の内容が必要か不必要かを決めるのは実際にはむずかしい。医療には不確実性がある上に、個々の患者によって状況は異なる。医療を必要なものと不必要なものにすっぱりと切り分けるのは実はとても困難だ。しかし、ともかく医師誘発需要という現象が医師過剰の状態では起きやすいということは直感的にわかりやすい。国民医療費が急増している状況下では、その主役が医師誘発需要であると考えて、医師数をまず抑制するべきだという議論が起きやすい。しかしながら、人口が高齢化している場合、医療保険制度が普及しつつある場合、住民の所得が上昇している場合、他の分野の生産性が向上しているときに医療の生産性が停滞している場合、そして何よりも医療の進歩によって新しい薬や診断・治療技術が登場した場合に、医療費は高騰する可能性が高い。それらの各要素を分析して「医療費高騰の犯人捜し」をしなければならない。医療経済学の実証的研究では、近年の医療費増加の主要因は医学の進歩による高価な医薬品、高額診断機器、お金のかかる最新の手術手技などの登場であり、これに比較すると、人口の高齢化、医療保険制度の普及、国民所得の上昇、医療分野の生産性向上の遅れなど想定される要因はいずれも「小物」であり、医師数増加の寄与はその中でも最も「小物」だという結論が導き出されている（詳しくは侖炳匡、前掲書）。

一九八六年の「将来の医師需給に関する検討委員会最終意見」において、医師養成数を一〇％削減すべきだとした意見の根拠として、医師数の増加が医療需要を生み出すという傾向は否定できない事実であることを挙げている。その上で、医師が一人増えると医療費の増加は病院勤務医一人あたり年八〇〇〇万円、開業医一人あたり六〇〇〇万円になるという主張をしていて、このような意見を聞くことは現在でもしばしばある（医師一人あたりの医療費増加の額はその当時より高額になっているだろうが）。しかし、医師一人あたり増加する額は国民医療費総額を医師数で割り算したに等しい数値であり、適切ではない。医師一人あたりの「平均医療費」と、医師が一人追加的に増える場合の医療費増加（「限界医療費」）とは異なる。一人あたりの平均値は医療費の増加に対する寄与を過大評価することになる。このことは経済学的には常識的な議論であり、注意を要する。

医師数が増加しているときに、同時に医療費が増加する場合、医師数を減らしさえすれば、医療費の総額を抑制できるという短絡的な意見が主張される。これは医療経済学的にはすでに否定された見解である。一方で医療費総額の中での医師の人件費は、全体の二〇％程度で長期的に安定しているという統計がある（二木立「医師数と医療費の関係を歴史的・実証的に考える」『月刊保険診療』六四巻四号、四八‐五五ページ、二〇〇九年）。もし医師の人件費総額が医療費総額の中で一定額に固定されるとすれば、医師数が増加していくにつれて、医師の給与水準が徐々に低下してくる可能性は大いに考えられる。

第3章　医師の数はどう決まるのか
——医師数のマクロ的側面

職業人としての医師の一生

専門的な教育と訓練が必要になる職業、例えば弁護士や医師の需要と供給のバランスの制御は、あらかじめその特徴をよく把握した上でかからなければ、失敗する。わが国では弁護士の養成制度に関して、需要見通しの甘さと、供給数の推定の誤りのために、大きな問題が起きた（このことは、すでに第1章で論じた）。医師に関しては前章でみたとおり、一県一医大政策によって医師養成数を急増した後、一九八二年から二六年間にわたって、長期間一定数の安定した医師養成がおこなわれてきた。しかし、二〇〇〇年に入って間もなく医師不足問題が顕在化し、「医療の崩壊」といわれる大きな社会的問題として取り上げられ、医師の年度ごとの養成数は一八〇〇人近く増員となった。近い将来には、この政策転換の結果として、今度は深刻な医師過剰問題が生じるのではないかと心配されている。

医師を何人養成するのかは、それほど困難な問題ではなさそうに見える。では、なぜ医師不足がこれほど大きな社会的問題となるのか、それが一転して医師過剰問題になっていくというのはなぜなのか。なぜ、このようなギクシャクした動きになるのかが本章の主要なテーマである。しかし、この問題を論じはじめる前に、医師は通常どのような生涯を送るのかについて調べてみよう。それを知ることが、社会に実働する医師数がどのように決まっていくのかの基礎になるからだ。

医師は医学部を卒業すると、医師国家試験を受けて医師免許を取得し、それから医師としての一生を歩みはじめる。最初は大学病院や市中の比較的大きな病院で研修医としてのトレーニングを受ける。二〇〇四年からは、診療に従事する医師は必ず二年間の研修（初期臨床研修）を受けなければならなくなった。それを修了すると、いよいよ医師として一人前になるかというと、必ずしもそうではない。多くの医師は、この後に専門医になるためのトレーニングのコースに入る。専門医のトレーニングには三−四年を要するので、専門医資格を取得して一人前の医師となるのは、早くても三〇歳近くになる（【コラム　医師の研修制度】）。この時期に続いて、医師は多くの場合大学附属病院や市中の病院でさらに腕をみがく。医師が現役として働く期間はほぼ四〇年と推定されるが、六五歳以上の高齢者となっても、働いている医師は少なくない。

厚生労働省（厚生省）は一九四八年から一九八二年までは毎年、同年以降は二年ごとに医師の勤務の実態を調査し、それを公表している。この調査は歯科医師、薬剤師にも同時に実施されている（医師・歯科医師・薬剤師調査、略して三師調査）。そこには、医師の性別・年齢、働いている場所（病院や診療所）と診療科名がデータとして含まれており、医師が現在どの場所に何人働いているかが集計されている。それぞれの年度の医師免許取得者の数はあらかじめわかっているので、それぞれの年齢の医師がどれくらいの割合で実働しているかのグラフを描くことができる（ただし、医師・歯科医師・薬剤師調査の

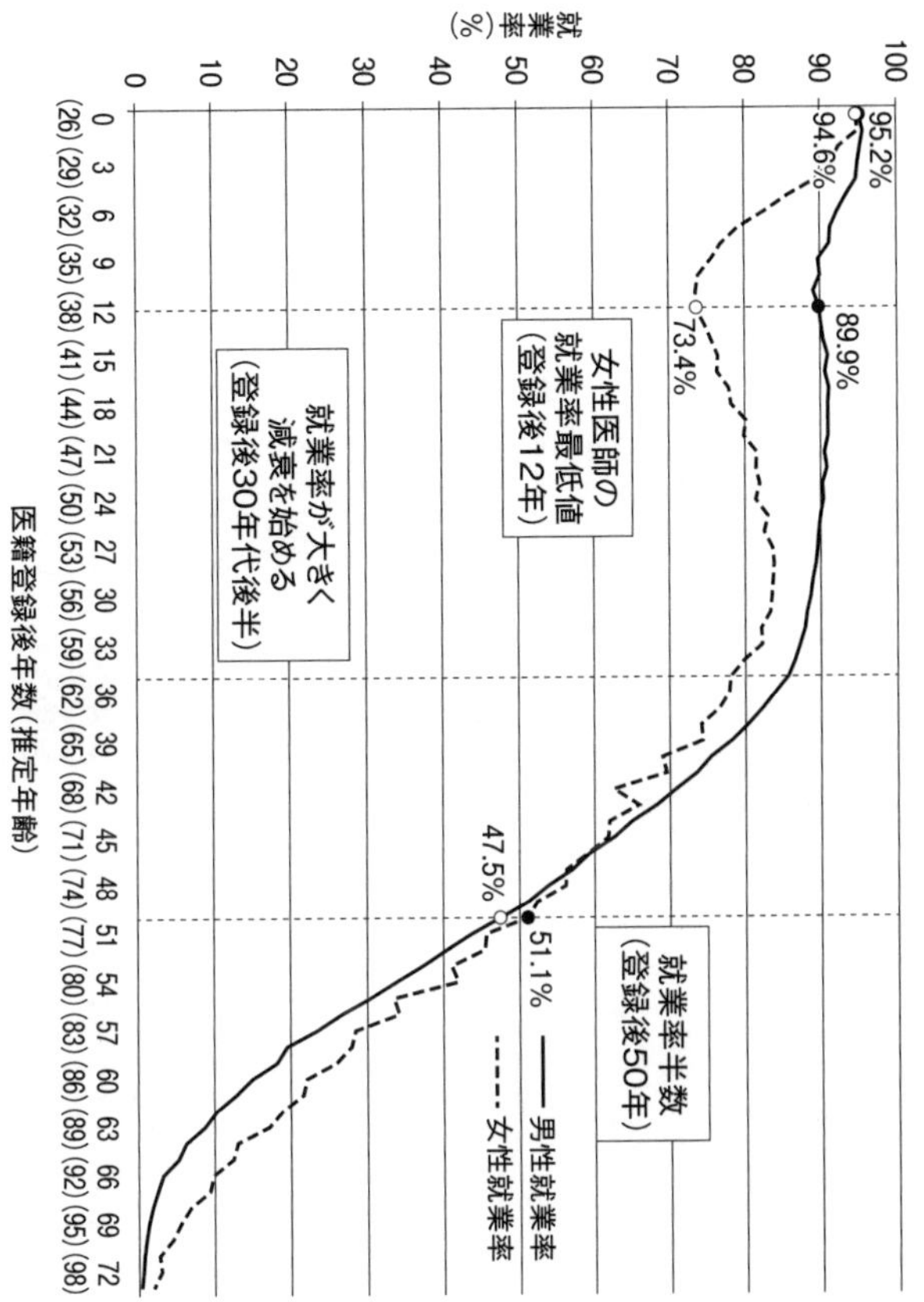

図1　医師の医師免許取得後の就業率

出典：医療従事者の受給に関する検討会中間とりまとめ.

注：就業率＝(医籍登録者数－死亡者数－退役者数)／医籍登録者数

横軸の数値は医師免許取得後の年数.

（　）内は医師免許取得時を26歳（平均値）とした推定年齢.

届け出率は一〇〇%ではなく、届け出漏れがあるといわれており、その正確さには限界がある）〔図1〕）。

医師免許取得時の年齢にはばらつきがあり、医師免許取得後の年数が正確に個々人の医師の年齢を示しているわけではない（このグラフでは医師免許取得時の年齢を二六歳として描かれている）。現場を離れる医師には、診療以外の業務に就く者、健康上の理由（死亡を含む）で医師を辞める者、そして妊娠・出産・育児のために一時的に仕事ができなくなる女性医師などが含まれる。診療以外の業務に従事する医師には、介護老人保健施設の従事者、大学などの研究機関の研究者、産業医、行政組織の医師、製薬企業の医師、国際分野で働く医師などがあり、現状ではその総数は約一万四〇〇〇名ほどである。

女性が医師に占める割合は、ほぼ二〇－三〇%なので、女性医師がどのようなライフスタイルを選択しているかは、実働医師の総数に大きく影響する。他の分野でも女性が妊娠・出産・育児のために一時的に仕事から離れるため、女性の年齢別の労働力率（人口のうち労働力として経済活動に参加している者の割合）が二五－三〇歳の期間に一時的に低下することがよく知られている。その形からM字カーブという。女性医師において特徴的なのは、一般の女性よりやや遅れて、M字カーブの谷（最も職場から離れる時期）が三七－三八歳あたりにあることだ。二五－三〇歳の時期は、医師としての最も重要なトレーニング期間にあたっていて、そのために出産・育児の時期が遅れているものと思われる。

また、女性の総人口のなかで女性の年齢別の労働力率（働いている人の割合）のピークは二〇－三〇歳と四五－五〇歳あたりにあるものの、そのピークは八〇%程度であり、五〇歳代後半には急速に就労する割合が低下する。一方女性医師では、M字カーブの谷の時期を除けば、男性医師と同様の就労率を示している。また、現場で働いている割合が五〇％以下となるのは七〇歳を超えた後である。男性医師もほぼ同様なので、医師は男性女性とも、通常よりはるかに長期間にわたって働いている職業であることがわかる。

医師の就業率のグラフ（[図1]）は、医師となった者がその生涯をどの程度の割合、またどの程度の期間働くのかを概観することを可能としている。このグラフの形状は、医師という職業に就く者の平均寿命やライフスタイルが激変しない限り大きくは変化しない。今後そのような激変があまり起きないと仮定すれば、このグラフによって、医師を一定数養成すれば、将来何人の医師が医療の現場で働くことになるのか、その概数を推計することが可能である。

医師の養成と医師の総数について

[図1] の医師就業率のカーブの下の面積を男性医師、女性医師それぞれで計測する。もし医師が医籍登録後に一〇〇％就業し、それがこの就業率グラフの右端である九九歳に至るまで続くとすれば（一〇〇人が七三年間にわたって働き続けるならば）、一〇〇人の医師を毎年養成すると医師総数は七三〇〇人となる。実際には、各年齢とも一〇〇％が就業するわけではないので、男性医師・女性医師それぞれの医師就業率のカーブの下の面積を計測して、全年齢にわたる就業率の平均値を出せば、全体の実働医師が何人になるかを算出することができる。実際に計算をすると、その値は男性医師では〇・六三一、女性医師では〇・五九九となった（「医療従事者の需給に関する検討会」においては、上記の推計よりさらに精

密な計算方法を採用している。具体的には以下の通り。女性医師の労働時間を男性医師と同じとせず、出産や育児などの負担を考えて男性一・〇に対して女性〇・八とする。六〇歳を超えた高齢の医師の仕事量は六〇歳までの〇・八倍とし、卒業直後の研修医についても、一年目は〇・三、二年目には〇・五を乗じた仕事量として計算する。その結果、二五年後の二〇四〇年には実働換算の医師数は三三万三〇〇〇人になると予測している)。

したがって、毎年一〇〇人を養成し続けた場合には、男性医師だけの場合は実際に就業している医師総数は七三〇〇人の〇・六三一倍で、四六〇七人、女性医師だけの場合の医師総数は七三〇〇人の〇・五九九倍で四三七三人となる。女性医師の比率は時代によって異なるので、仮に女性医師の比率を三〇％とすれば、医師の総数は四五三七人となる（女性医師の比率を二〇％とすれば、四五六〇人となる）。それぞれの大学医学部の毎年度の定員は一〇〇名内外なので、毎年一〇〇名の医師を送り出す医学部の卒業生が現在実際に医療の現場でどれくらいの数働いているか、というと、約四五〇〇人という推計ができる。また、医師免許を取得した一〇〇人の医師が、それ以降一人も欠けることなく働き続け、ある時点で一斉に辞めるとすれば、医師が一生のうちで働く平均期間を算定できる。このデータによれば、それは約四五年ということになる。つまり、医師は二四－二六歳ころからほぼ四五年、六九歳－七一歳まで働いて、そこでリタイアする職種である。もっとも卒業したての研修医や六五歳を越えた医師が働き盛りの医師と同じマンパワーとして数えるのは無理があるので、約四五年という期間は少し割り引いて考えるのが妥当だろう。以上より、医師はおよそ四〇年、つまり一生のうちで約半分の期間は医師として働くと考えることは妥当だろう。

二〇〇八年以降、医学部の定員は徐々に増加し、それまでの七六二五人から二〇一六年現在で九二六二人に増員されている。一〇〇人の医師が安定的に養成され続ければ、医師の総数は四五〇〇人になるのだから、現状の医学部定員から将来の医師数を推計することができる。この方法によると、九二六二人という人数が非常に長期間養成され続け、四〇 - 五〇年が経過すれば、日本の実働医師の総数は四〇万人を超え、その時点以降は、毎年の養成数が変化しない限り総数は安定する。四〇万人という数が多いのか、少ないのかは、わが国の人口動態、疾病構造や、医学の進歩による医療の変化、医師の労働時間や医療分野各職種の担当する役割の変化などの影響を受ける。そのことを、これから論じてみよう。

医師はいったい何人養成すればよいのか

長期的に年齢別の死亡率に変化がなく、急激な死亡の増加（戦争や大災害などによる）や人口の流入・流出もなく、また医療の急激な進歩によって平均寿命がさらに急速に伸びるということがなければ、人口ピラミッドは安定したパターンとなる。それに加えて、毎年の出生率が長期的に人口置換水準にあれば、人口がつねに維持される超安定定常人口社会となる（河野稠果『人口学への招待――少子・高齢化はどこまで解明されたか』中公新書、二〇〇七年）。人口置換水準の社会とは、女性が生涯に平均で二・〇七人を出産するような社会である。そのような社会では、人口は増えもせず、減りもせず、また人口構成も安定して変化しない。そのような社会を仮に想定し、毎年の出生数が一〇〇万人であるとすると、日本の総人口は八三〇〇万人になる。人口一億人を維持するには、毎年の出生数が一二〇万人であり、出生率（合計特殊出生率）がほぼ二・〇七であることが必要だ。

その生涯を考えると、短く見積もって医師は四〇年働き続ける。つまり、全生涯の約二分の一を医師として働く。医師を志していても、医師免許を取得するまでは医師ではないし、医師として第一線で働けなくなれば医師の役割は果たしていない。このような期間は、医師の全生涯の二分の一を占める。ということは、一人の医師は、その全生涯をならせば、医師二分の一人として生きることがわかる。

ここで、一つの思考実験をしてみよう。医師は自分と同じ年度生まれ（つまり同級生）だけを診療するものと仮定すれば、人口一〇万人あたり三〇〇名の医師が必要な場合、同級生一〇万人あたり三〇〇人の医師を養成すればよい。もし出生数が毎年一〇〇万人であれば、医学部定員を三〇〇〇人にすればよいことになる。しかし、これではまだ同級生の間に医師が生まれていない二四－二六歳までの期間と、皆が高齢化して同級生の医師もいなくなる六五歳以降の期間を診療してくれる医師がいない。この期間は他の年度生まれの医師に診療をしてもらう他はない。その代わり、医師は医師として就業している四〇年間に、自分の同級生の他に、他の世代を診療する医師が同数必要である。このように、自分たちの世代の医師が現役である間に、自分たち自身と他の世代とを診療する医師を同数ずつ用意しておけば、自分たちが医師ではない若い時期と、自分たちがすでにリタイアした高齢期には、他の世代から診療をしてもらえる。もちろん、それは現実的ではないが、医師の役割がそれぞれ一対一で交代可能であれば、このモデルは成立する。以上の思考実験より、出生数が毎年一〇〇万人である場合、医学部定員を六〇〇〇人とすれば、人口一〇万人あたりの医師三〇〇人という体制が実現するわけである（ただし、若年期（二五歳以下）と老年期（六五歳以上）を加えた総人口を成壮年期（二五歳から六五歳まで）の総人口と比較すれば、成壮年期の総人口の方が少し少ない上に、双方の医療需要の正確な比較検討をしていないので、正確さには欠ける。さらに、医学部を卒業した全員が診療に従事するわけではない。したがって、この思考実験よりは多めの医師養成が必要と考えるのが妥当だ）。

以上のような思考実験は、長期的に年齢別の死亡率にも変化がなく、毎年の出生率も長期的に人口置換水準にあって、人口ピラミッドが非常に安定したパターンとなる超安定定常人口社会での算定ではあるが、一つの粗い目安としては参考になる。このような試算を現実にあてはめてみると、超安定定常人口社会が実現し、毎年一〇〇万人が誕生し、医師を毎年六〇〇〇人以上養成すれば、医師は人口一〇万人あたり三〇〇人以上が維持される。医師の就業率や男女比も現状の通りであれば、医師の養成数六〇〇〇人ならば、就業している医師総数は約二七万人となり、確かに人口一〇万人あたりの医師数は三〇〇人以上となって、医師の数は十分となる。

以上の想定では、毎年度の出生数が一〇〇万人であって、毎年の出生率も長期的に人口置換水準であると仮定した。つまり、人口は増加も減少もしない社会での医師養成数を予測し、人口一〇万人あたりの医師数を三〇〇人とした場合の、適切な医師養成数は六〇〇〇人であるとした。しかし、実際には、わが国の合計特殊出生率は人口置換水準の二・〇七よりははるかに低い値であり、人口は緩やかに減少していく。したがって、もし人口一〇万人あたり三〇〇人の医師をめざすのであれば、今後の医師養成数は毎年六〇〇〇人より少ない数が妥当な数となっていく。現在の医師養成数である九〇〇〇人では、医師過剰を招くことになる。これはデータの上では明瞭だ。ただし、人口一〇万人あたり三〇〇人というマクロ的な医師数の指標は今後も妥当なのか、医師過剰とは何を意味するのか、という点についての社会的コンセンサスは必ずしも成立してはいない。

［表1］は、代表的な先進諸国の、一八歳人口一〇〇〇人あたりの医師養成数を示している。二〇一四年時点での日本のデータは七・五八で、一八歳人口が一二〇万人であるので、この数は上記の推論、すなわち同級生一〇万人あたり、六〇〇人よりは少し多いが、それほど離れた値ではない。一方、西ヨーロッパ諸国ではこれより明らかに多い数の医師が養成されている。どの国も今後人口が急激に増加するわけではない。したがって、これらの国では、長期的に見て、人口一〇万人あたりの医師数を現在の三〇〇－四〇〇人から、それより多い状態をめざしていると考えられる。すでにフランスやドイツでは医師過剰問題が指摘されているし、急激に医師養成を増やしているイギリスでも同様の問題が浮かび上がってくるであろう。

表1 代表的な欧米諸国の18歳人口1,000人あたりの医師養成数

日　本	7.58 (2014)
アメリカ	4.97 (2012)
イギリス	11.1 (2012)
フランス	7.50 (2012)
ドイツ	11.5 (2012)

出典：Health at a Glance 2015: OECD Indicators.

医師を人口あたり何人にすれば、医師の需給は安定するのか、それは歴史的にも大きく変遷してきた。第2章で述べたように、第二次世界大戦の終戦直後には、医師を人口一〇万人あたり一〇〇人にすることをめざした。この数値目標は、当時としては国際的な標準から大きく離れたものではなかった。国民

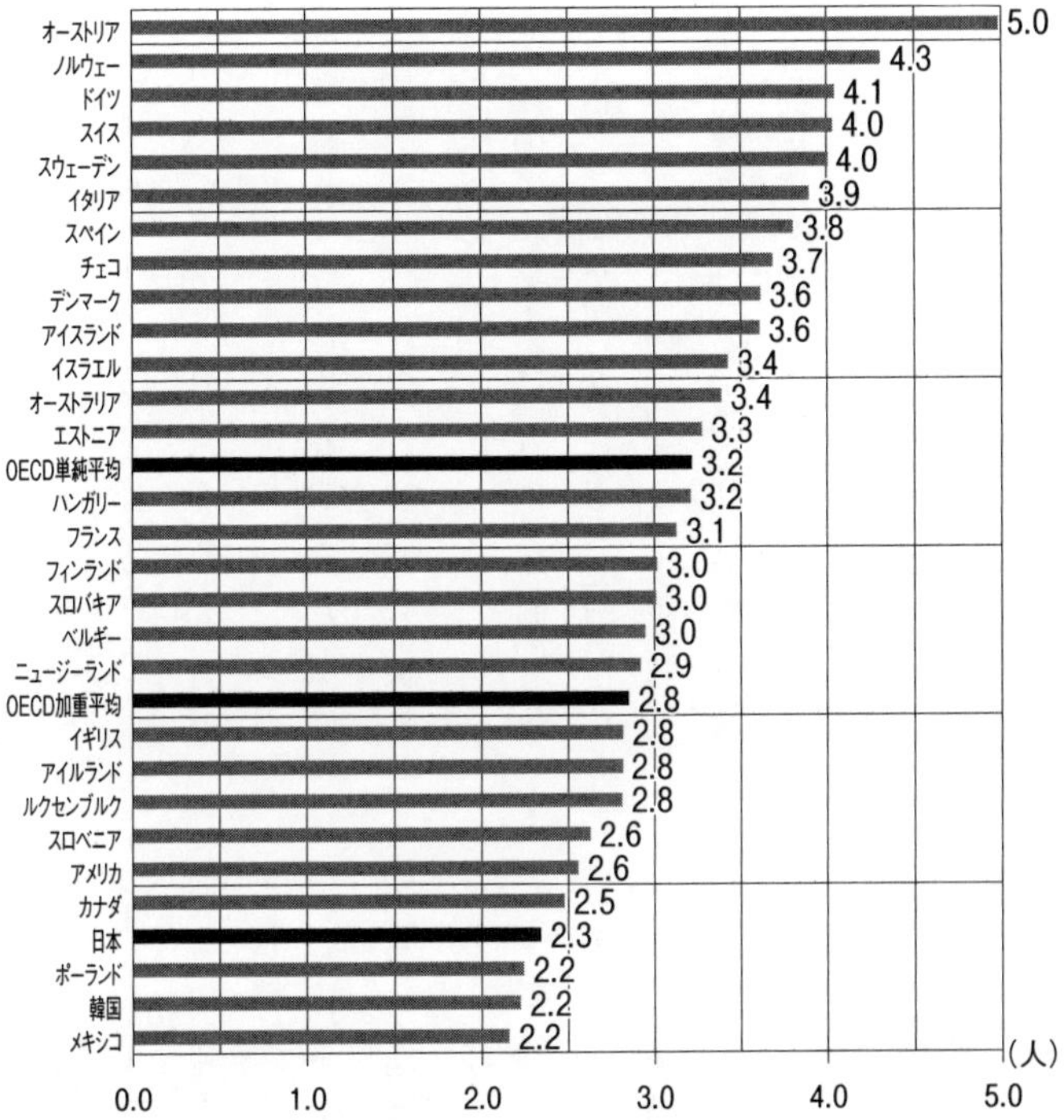

図2　OECD加盟国の人口1,000人あたり臨床医数

出典：OECD Health Statistics 2015.
注：人口10万人あたりの医師数は，この100倍になる．

皆保険制度が一九六一年に成立した後に爆発的に医療需要が伸びた結果、一県一医大構想のもと、医学部が全国に次々に新設されはじめた時期には、人口一〇万人あたり一五〇人の医師をめざし、一九八二年ころより人口一〇万人あたり二〇〇人の医師をめざした。現在の日本における目標のコンセンサスは人口一〇万人あたり三〇〇人だとされているが、これは厳密に検討された目標というよりは、OECD諸国の平均値を単に一つの指標として用いているにすぎない。OECD諸国の平均値も、加盟国の全医師を加盟国の全人口で割った人口加重平均で表現すると人口一〇万人あたり二八〇人であり、各国のデータの合計を加盟国数で割った単純平均は三二〇人となる。一定の幅のある値と考え、およその平均値が三〇〇と考えるのが妥当だ（[図2]）。

ここに挙げた先進諸国に比較すれば、日本は医師の養成数が多いとまではいえない。しかし、今後一八歳人口が減少していくことは避けがたいと考えられているので、現在の年間九〇〇〇人の医師養成数を維持すれば、一八歳人口あたりの（つまり一学年の同級生の中での）医師養成数は増え続ける。二〇四〇年には一八歳人口は九四万人と予想されるので、医師は一八歳人口一〇〇〇人あたり九・五七人、二〇五〇年には一八歳人口が七七万人となり、医師は一八歳人口一〇〇〇人あたり一一・六人養成されることになる。この養成数は現時点で一八歳人口あたり最も多く医師を養成している西ヨーロッパ諸国を超える。この数が多いか少ないかは、断定し難い。しかし、現状の日本の医療制度・皆保険制度のもとでは、明らかに多い。医師過剰状態を招くことが大いに危惧される。

では、医師が不足している、あるいは医師が過剰であるというのは、どうやって判断するのだろうか。

これまでは、人口一〇万人あたりの医師数や、一八歳人口一〇〇〇人あたりの医師養成数というマクロ的指標でものを考えてきた。果たしてそれだけで、医師の多寡を判断することができるのだろうか。

医師のマクロ的な充足とミクロ的な分布の問題

医師が不足している、あるいは医師が過剰になっているという判断はどのようにおこなわれるのだろうか。人口一〇万人あたり何人の医師が働いているかという数値のみで判断することが可能なのか。第2章で、医師養成数の歴史について、その概略を述べた。そこで明らかになったことは、医師の人口あたりの適切な数というものは、時代によって大きく変化するということだ。現時点では、わが国において望ましい医師の数は人口一〇万人あたり三〇〇人とされている。そして、西ヨーロッパ諸国がめざしているのは、それより多い医師数、例えば人口一〇万人あたり四〇〇人というような数のように思われる。

医師が充分養成されたとしても、その医師が都市にばかり集中し、地方や過疎地、島しょ部などには少ないとすれば、医療を受けやすい人と、医療が受けにくい人との間に、大きな差が生まれる。これは国民皆保険の「いつでも、どこでも、だれでも」のスローガンとは異なり、大きな問題だ。医師の地域による分布の差は、医師の数を国全体で人口あたり何人にするのか、というマクロ的な問題とは別個の問題であり、それぞれの地域においてミクロ的な医師の分布をいかに適切に維持するかという問題である。

医師は医学部を卒業して、医師免許を取得すると、二年間の初期臨床研修を受ける必要がある。この研修においては、将来どのような専門医になるにしても、日常的に遭遇する負傷や病気の基本的な診療能力を身に付けることを目標としている。つまり、卒後二年までの間は、どの医師も医師として身に付けるべき基本的な教育を受け、幅広い知識や技術を学ぶことになっている。しかし、この後には、それぞれの希望する進路に従って、専門医への道が開かれている。専門医には内科や外科など、一九の基本領域がある（【コラム　医師の研修制度】）。さらに細かくいうと、一〇〇種類以上の専門領域があるということになっている。つまり、実際には医師は一種類ではない。医師という免許を持っていれば、どのような治療にもあたれるというのは現実的ではない。心臓のバイパス手術の専門家が出産の面倒を見るのは実際には無理だろうし、眼科の先生に重症感染症の患者の治療を頼むのは筋違いだ。したがって、医師の過不足をいう場合には、本当は個々の専門領域ごとの専門家の数がどうなっているかまで論じなければならない。もし、この問題をないがしろにすれば、例えばほとんどの専門家が揃っているのに、小児科医が全くいない地域だとか、産科の医師だけがいなくて出産のできない町などという問題が起きる。したがって、医師の専門領域ごとの分布は重要な問題だ。人口一〇万人あたりの医師数が充分充足していても、もし専門領域ごとの著しい偏在があれば、住民からは医師をさらに増やすよう強い要望が出されることになる。

医師の地理的な分布と偏在の問題、あるいは医師の専門領域ごとの分布と偏在の問題は、個々の医療現場における医師の充足、ミクロの視点に立った医師の数についての問題だ。この問題については、第

4章において論じることにしよう。

このように、医師の数の問題は、医師がまんべんなく配置されていて、地理的にも専門領域ごとも偏在がないか、というもう一方の重要な問題を必ず伴っている。しかし、ここではまず問題を割り切って考えることにしよう。その前提としては、人口一〇万人あたりに一定の医師が存在し、その分布には偏りがなく、また専門医の数は医療のニーズを満たすような構成になっているものと考えることにする（実際はそのような理想的状態は実現してはいない）。その上で、もし医師が地理的に偏在していたり、専門領域ごとの過不足があったりすれば、それは医師の地理的、あるいは専門領域の偏在の問題として捉えることにしよう。このように割り切って考えると、やっと医師の数がどのくらい必要であるかの議論をはじめることができる。実際には、医師の地理的偏在や診療科の偏在は必ず存在すると考えなければならない。その場合は、ここで適切な分布をしているとみなした場合よりも医師数が余分に必要となる。この点をあらかじめ確認した上で次に進むことにしよう。

このような前置きをした上で、では医師の必要数をどのように算出すればよいのだろうか。医師の必要数が算出できれば、その目標をめざして、どのような速度で医師を養成するかは、この章の最初で論じたように計算することが可能だ。つまり、供給面での医師数は比較的合理的に算出できる。しかし、医師の需要の計算には、複雑な要因があって、簡単ではない。ここでは、需要面での医師の必要数をどのように算出するか、ということについて述べてみたい。

必要医師数の推計のしかた

医師がどのような職業的生涯を送るかがわかれば、一定の数（例えば毎年一〇〇人）の医師を養成すると、長期的には何人の医師が現場で働いていることになるかは計算できる。実際は、女性医師や高齢医師の貢献度、医療の現場以外で働く医師の割合など、細部を充分詰めなければならないが、一定の幅を許容できれば合理的に予測することは可能だ。ただし、今後医師が果たす役割に変化が生じた場合や、医師の労働時間が大幅に短縮されたりした場合には、その変化を織り込んで予測をする必要がある。このような変化は今後充分起き得る。

医療の需要に対応する必要医師数を絶対値で測定することは不可能である。したがって、これまではいくつかの手法を用いて、将来の医師のマクロ的な数値目標を定めてきた。戦後から現在に至るまで、わが国にどれくらいの医師が必要かという数値目標は常に増加をしてきたので、医師の養成を大幅に増やした場合でも、めざす数値目標は段階的に上昇して、医師過剰問題が現実に起きることはなかった。実際戦後の医師総数の推移をグラフで見ると（［図5］）、結局のところ戦後の医師は毎年ほぼ四〇〇〇人を上回るペースでほぼ直線状に増加してきたことがわかる。医師養成数をどうするのか、歴史的にさまざまなせめぎあいがあったことを考えると、この比較的なめらかな増加は驚くべきことだ（ただし、その時期によって増えている医師の年代が大きく変化することには注目を要する。一二八ページ参照）。現状でも毎年約四〇〇〇人が増えていることを考えると、今後も医師数が増えて人口一〇万人あたり三〇〇人の目標値を超えることは確実である。

しかし、人口一〇万人あたりの医師必要数が一〇〇人から三〇〇人まで増加したように、今後四〇〇人まで増加を遂げるのかどうかはわからない。医師の業務の一部が他の職種に委譲されたり、医師がおこなっていた業務を代替するような職種が登場したりする可能性が高いからだ。あるいは医師が本来医師の仕事と認識してきた業務を人工知能（ＡＩ）が担うような時代が来るかもしれない。医師の必要数の予測は、社会がどれくらい医師を必要とするかの予測であり、それは将来の社会がどのような社会となるのかについての予測をすることである。この予測を正確におこなうことは困難である。要するに、予測不可能の問題について、解答を考え出さなければならないという困難さがつきまとう問題なのである。

これまで医師の需給の基本方針を立案する場合の需要予測の方法には、以下のようないくつかの方法があった。

①積み上げによる方法（現状から出発する方法）

医療の需要絶対量を直接推計するのは現実的ではない。そこで、現時点での医療需要ごとの医師数を算定する。入院、外来などの年齢階級別の医療需要を重症度や医療の種別によって細かく積み上げて総量を算定する。それぞれの医師の現員数を個々の医療の需要総量で割れば、医療需要あたりの必要医師数が算定できる。その上で、将来の人口構成に従って、入院、外来などの医療需要が将来どのように変動するかを予測し、その変動に伴う必要医師数を算定する。このときに、医師の労働時間を現在より制限するとすれば、その分多めの医師が必要となる。このように、現在の医師数を現在の医療需要で割り算をすれば、医療需要あたり（例えば病床あたり）の必要医師数が算出できる。次に将来の医療需要を予測して、その需要総量に需要あたり医師数を掛け算すれば、将来の必要医師数が推定できる。つまり、まず医師数の現状に立脚し、それよりどの程度必要な医師数が増えるか、減るかを推定する方法であり、あくまで現状を出発点としている。これまで、わが国で医師の需給に関して厚生労働省に設置された検討会は、全てこの積み上げ方式で予測をおこなっている。

この方法では、現状をひとまず追認した上で、現状よりどの程度医療需要が増えるか、あるいは現状より医師の働き方（あるいは労働生産性が）が増減するか、という両面からの予測をもとに推計をおこなう。したがって、ある時点から一〇－二〇年後くらいまでの予測には耐えられるのかもしれないが、それを超える長期的予測はあまり得意ではない。実際医師養成のマクロ的な数値目標が人口一〇万人あたり一〇〇人から一五〇、二〇〇、三〇〇人と増えてきたという歴史に対して、積み上げ法はそれをあらかじめ正確に予測ができたとはいえない。つまり長期の予測には、あまり向いていない。

②諸外国との比較

国民の生活水準が比較的類似した諸外国との比較が用いられる。実際には医療制度や国民の受療行動には大きな差異があるにもかかわらず、マクロ的な指標として、用いられてきた。また一定の役割を果たしてきた。最近ではＯＥＣＤ諸国、特に日本とＧＤＰや医療の仕組みの近似した国での国民一〇万人あたりの医師数を参考にすることが多い。ＯＥＣＤ諸国の人口あたり医師数の平均値を用いることは、論理的には確たる根拠があるわけではないが、人口一〇万人あたり三〇〇人というこの平均値は当面のわが国の数値目標として、しばしば参照される。その根拠としては、先進諸国の医療保健制度が、わが国のそれよりも一歩先んじていて、将来の日本の姿を推定する場合の参考になる、というようなことを考えてきたのだろう。しかし、これからは他の先進諸国が経験をしたことのない超高齢人口減少社会を迎えるわが国が、ＯＥＣＤ諸国の平均値を参照値として使用することに問題がないのか、議論の余地がある。

③関係者の意見の調査

医療関係者に医師の需給状況に関するアンケート調査をおこない、今後の医師需要の趨勢を知る方法である。意見を聴取する関係者のサンプリングがまんべんなくおこなわれれば、広く医師の不足の状況（または過剰の状況）を知ることが可能となり、医師養成数増減の根拠に用いることができる。

このような方法の一例として、厚生労働省の将来の医師需給に関する検討委員会が一九八五年に全国の都道府県衛生部長を対象としておこなった医師需給に関するアンケート調査がある。この調査の結果、医師が少なすぎるとする回答が七一％を占めた。当時、全国的には将来の医師が過剰になることを危惧する声が高まりつつある一方で、地方では医師の不足感が続いていたことを示している。

厚生労働省が二〇一〇年におこなった「病院等における必要医師数実態調査」も、このような方法の一例である。この調査は全国の医療機関が必要と考えている医師数の調査をおこなうことで、地域別・診療科別の必要医師数を推計し、医師需給の基礎資料とするものであり、厚生労働省として、はじめておこなった調査である（保健医療科学院がおこなった同様の先行例はある）。調査の結果は対象病院等の約八五％から回収され、全国的な傾向を把握するに充分なデータ量が得られた。現員医師数と必要求人医師数の合計数は、現員医師数の一・一一倍であり、調査時点において求人していないが、医療機関が必要と考えている必要医師数も加えると、必要医師数は現員医師数の一・一四倍であった。つまり、医療の現場では現状の一割強の医師が不足しているという調査結果であった。医師が不足はしているが、大量・急速な医師増員を必要とする状態とまではいえないという結果であった。

このような調査の方法の他に、医師数の将来予測に関して一定の見識を持っている有識者にアンケート調査をおこない、将来必要となる医師数についての予測を集計し、その集計結果を有識者にフィードバックして予測を繰り返し、予測の確度を上げながら、全体の答えや意見を絞っていくという方法も使われることがある。デルファイ法と呼ばれる方法だ。この方法により山口県における医師不足の状況について二〇〇八年から二〇〇九年にかけ調査がおこなわれ、このときは必要医師数が現状の一・一八倍という結果が出されている（福田吉治・原田唯成「診療科長のオピニオンによる山口県の必要医師数の推計」『山口医学』五八巻四号、一四九－一五四ページ、二〇〇九年）。

病院にはその病床の種類（一般病床、療養病床、精神病床、結核病床、感染症病床）やそれぞれの病床数によって、必要とされる標準医師数が法令によって定められている。医師の配置標準によって決められた医師数は必ずしも高度な医療をおこなうために充分な数とはいえないが、少なくともそれぞれの病院ではその数以上の医師が働いていることが必要だ。その実態は、厚生労働省が医療法二五条に基づいておこなう病院立ち入り検査の結果によってわかる。法定の医師定員を満たしていない病院が多ければ、医師が不足していることがわかる（また、場合によっては、医療の需要に対して病院が多すぎるという可能性もある）。これまでの結果を見ると、法定の医師定員を満たしている病院の割合は年々改善している。「医療崩壊」が危惧された二〇〇六年には調査した病院の八五％が法定医師数を満たしているのみであり、医師不足の病院がかなりあった。その後この数値は徐々に改善し、二〇一三年には九五％となっている。このデータによれば、医師は徐々にではあるが、充足しつつあると見ることができる（厚生労働省「医療法第二五条に基づく病院に対する立ち入り検査結果」平成二五年度）。

医師の数の増やし方と減らし方——急発進には急ブレーキが必要だ

医師の数を増やしたり、あるいは減らしたりするには、単純に考えれば現状より養成数を増やしたり減らしたりすれば事足りるように思える。ここで、医師が不足していると判断された場合を考えてみよう。第2章で医師数の歴史的経緯について論じたように、まずは医師がどの程度不足しているか、そして目標とする医師数はどのくらいかを算出し、必要な目標を定めて、養成数を増加させることになる。医師の養成には時間もかかり、すぐに目標を達成することはむずかしい。しかし、あまりにのんびりと構えて、長期的充足をめざしていると、目標の達成までに数十年を要することになり、これでは政治的な目標としては受け入れられない。

戦後の医師養成数の増加の経緯を振り返ると、一九六〇年代後半には医療需要が量的に大きく増え、二〇〇〇年代初頭には医療の質の向上により医師の仕事量が急速に増大した。いずれも後で考えれば医師数を増やしておくことが適切であった。しかし、医師数の増大が政治的判断としておこなわれると、その実現を急ぐために、通常は目標に向かって急発進をさせることになる。ところが、急激な養成数の増加は、短期間で目標達成を可能にはするが、それを超えた時点では逆にブレーキをかけて養成数を削減するべき運命にある。急発進で増加した場合、増加が急激であればあるほど、急ブレーキも激しく踏まなければならない。これは、第二次世界大戦前の軍医大量養成と、戦後の医学校廃止によってすでに経験ずみだ。

養成数に関して急速発進の後で急ブレーキが踏まれた例として、ここで公認会計士試験を取り上げよう（[図3]）。かつて、公認会計士になるための試験は狭き門で、毎年の合格者は長い間一〇〇〇人以下に据え置かれてきた。しかし、日本の市場の透明性に問題があるという米国の指摘を受けて、政府が会計士数を急激に増やす方針を採用、試験制度が変わった二〇〇六年から合格者は急増した。二〇〇七年には四〇四一人もの合格者を輩出することになり、公認会計士ブームとも呼ばれた。しかし、急激に数が増大しても、それを吸収するだけの需要は生まれず、人気はたちまちのうちに消えて、公認会計士の失業問題が表面化した。このため、試験制度を審査する金融庁の公認会計士監査審査会は手のひらを反すように急激な合格数の制限をおこない、合格者は新制度がスタートした二〇〇六年より前の状態に戻

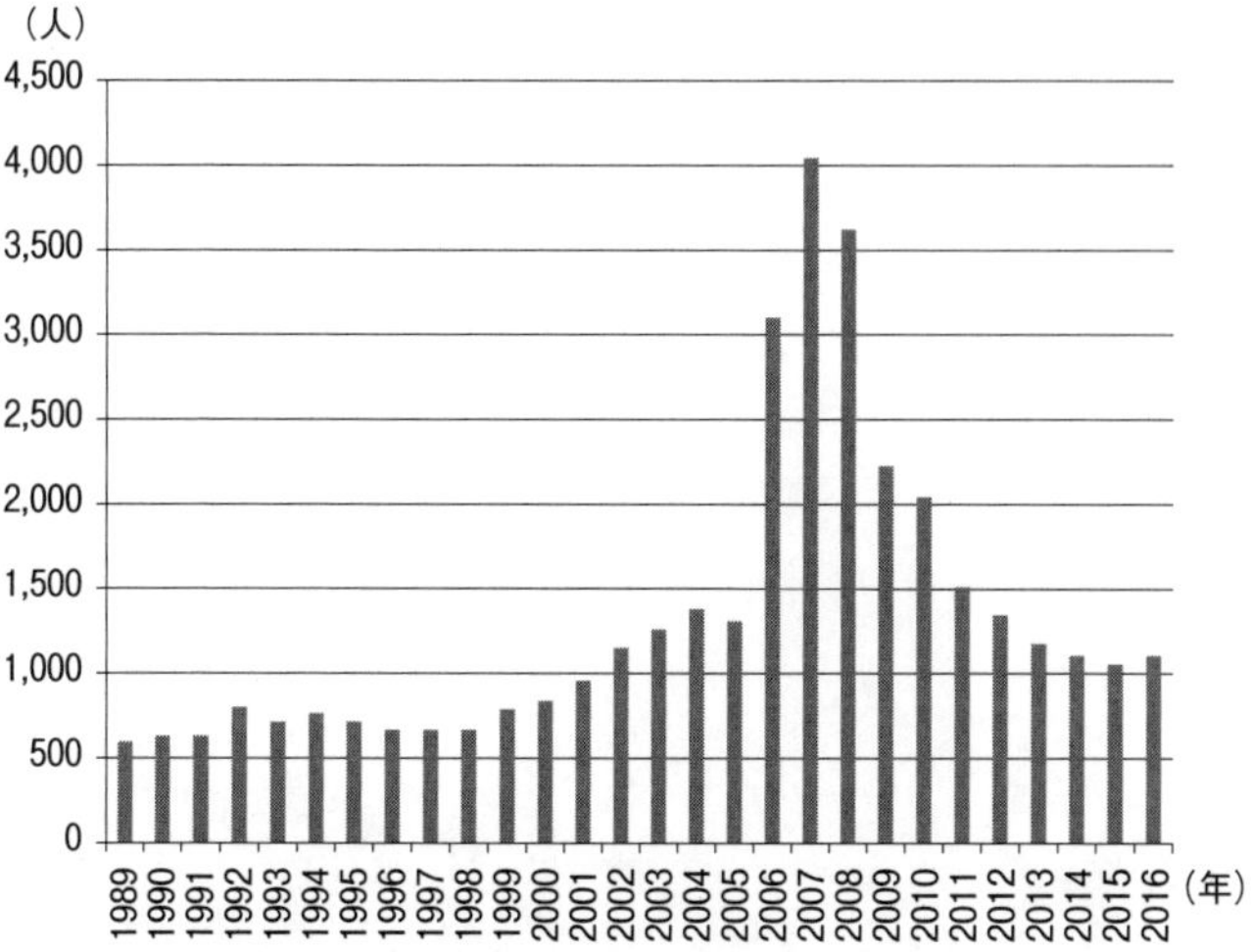

図3　公認会計士の合格者数の推移

出典：平成28年度公認会計士試験合格者調　公認会計士監査審査会.

された。深刻な過剰問題は解決し、最近は再び公認会計士が不足しているという声も上がりはじめた。公認会計士の人数の制御は、このように養成数を制御する入り口管理方式ではなく、資格試験の合格者数を制御する完全な出口管理方式だ。金融庁がその時期の社会的需要を推計して、急発進もおこなうし、急ブレーキも踏む。このために、激変期の公認会計士志望者には大きなストレスを与えるし、公認会計士の養成機関にも大きな負担となるものだが、長期的にみれば深刻な過剰問題を回避する仕組みになっている。

医師養成を急激に増加し、その後急激にブレーキをかけるにしても、その制度設計を巧妙におこないさえすれば、比較的ショックの少ない総数制御ができないわけではない。そのためには、まずマクロ的な医師数の目標を定め、その目標からのブレ幅もあらかじめ設定した上で、毎年の医師養成数を微調整するという方法を採用する。それを実現するには、医学部の入学定員に恒久的定員と臨時定員を定め、臨時定員については各医科大学が時限を確実に順守するということが必要になる。医学部の入学定員を毎年微調整する必要があり、各医学部が受け入れられるかどうかが問題だ。このような方法が採用されることになれば、少なくとも医師数が野放図に増大することを抑制することは可能になる。

医師の養成のためには、大勢の教員が必要であり、膨大な設備も必要だ。それは一度軌道に乗せると、これまでの歴史的経過からいって、削減するのはとてもむずかしい。通常は医師養成の数値目標に対して、成果はオーバーランを起こし、今度は過剰の状態となる。外国にはそのような実例がいくつもある。ブレーキが存在しない場合、放っておけば総数は爆発的に増える。それは歯科医の養成でも起こり、法科大学院では深刻な問題として起こり、柔道整復師では激烈に起きている。そして歯科医では大学の欠員問題が起きるに至って緩やかなブレーキがかかっているともいえる。法科大学院では、あまりに問題が深刻なため、司法試験合格率が低水準の大学院の補助金を削減するという国の介入によって、比較的急速にブレーキが踏まれた。一方柔道整復師では、有効なブレーキが踏まれてはおらず、現状でも過剰な養成の状態のまま走り続けている。

医師数の制御において、大学の設置形態がさまざまである場合、同じように強制力を働かせることはむずかしい。西ヨーロッパ諸国のように医学部のほとんどが公立の場合には、急激な増員や減員が可能であり、医師数の制御は私立医科大学に対する場合よりも容易となる。私立大学に対しては、政府が学生数の削減を強制することは容易でないし、またそれが適切なのかどうかにも問題が残る。できることとしては、私学に対する助成金や補助金を連動させることかもしれないが、そのような公的補助は大学の人件費の原資となっていて、安易な削減は問題だ。このような点も、日本の医学部における医師養成数の制御を困難にしている。私立大学が養成の大きな部分を占めるような場合、政府が厳格な定員規制をおこない、医師数の制御をおこなう入口管理が困難となる。しかし、医師数の制御が必須となる場合があり得る。そのような場合には、望ましいこととは考えにくいが、医師国家試験での合格者数の調整、すなわち出口管理を容認せざるを得ないだろう。

医師養成の数の制御を考えれば、そこにはアクセルも必要だが、ブレーキも必要だ。ブレーキとなりうるのは、医師が過剰になっては困るという強い政治的な力が働く場合である。通常はある専門職の職能団体は、同じ職業の従事者が過剰になることには警戒的であり、日本医師会も常に医師の過剰には反対の意見を表明してきている。しかし、同業者の職能団体が出す意見や要望は、自己の既得権益を守るためのものである、ということで切り捨てられる可能性もある。当然職能団体としての医師会の意見には、自己の権益が侵されるという危機感も含まれるだろうが、一方で医療の質を守るべきである、あるいは医師の職業人としてのモラルを守るべきであるという側面もある。もし医師の養成数が過剰の方向に向かっているときに、よいブレーキが存在しなければ、医師の数の制御は大いなる困難に直面することになる。

米国や西ヨーロッパ諸国では、医師が国境を越えて移動することもめずらしくはない。医師の人材プールは国内だけではなく、おなじ言語圏の諸外国にもある。また医師が過剰になったときのバッファーも、自国内だけではなく、国外にもある。このような仕組みは医師不足や医師過剰問題の深刻さを緩和する役割をしている。しかし、日本は米国や西ヨーロッパ諸国のような開かれた社会（open society）ではない。簡単に外国から医師を輸入したり、過剰になった医師を輸出したりすることはできない。この点も医師の養成数を考える場合に、単純に米国などの制度をコピーすることができない理由である。

医師の雇用形態の違いによっても、医師過剰に対する許容力の違いが生まれる。医師のほとんどが公務員として定員化されている国では、許容力が小さく、失業問題も生じやすい。その点、日本の医師雇用のあり方は、医師数が過剰に向かっていても、失業という状態には陥りにくい弾力性を持っている。医師不足が深刻なときには、政策的には急激な養成数の増大が必要だ。しかし、そのまま放っておけば、必ず目標とした数値を超えて数が増大する。これまでの戦後の歴史の中では、目標とした数値を超えても、その目標自体が増大を続けてきたために、医師過剰問題が現実のものとなる事態は回避されてきた。しかし、今後も増大する医師数を吸収するだけの需要拡大が持続的に起きるとは考えにくい。医師数の制御には、賢明で周到な政策的介入が必要なのである。

医師の増え方について——増える医師はそのフェーズによって異なる

医師を増やすということはどういうことか。この問題に関して社会によく理解して欲しいことは、医師はすぐには増やせないということだ。医師不足が深刻なときには、明日にも医師が来て欲しいし、どんなに遅くとも来年には赴任して欲しい。そう考えるのも無理はない。しかし、医療の現場で実際に戦力となる医師を育てるには一〇年を要する。

医師の養成数を増やして、しばらくは医師数が増えないとしても、一〇年ほど待てば医師が増えてくる。そのとき、「医師一般」が増えてくるわけではない。養成数を増やしはじめてからの時間の経過により（ここではそれを一〇年ごとに①から④の四つのフェーズに区分した）、増えてくる医師の年齢層は異なる。また医療に熟達した医師とは医師になって一五–二〇年以上経過した医師だと考えれば、そのような医師が増えてくるのは、ずっと後のことになる。そのことを図式で説明してみよう。

ここで、例えばある一定の数の医師を育てていた国が深刻な医師不足になり、ある年度から急にその倍の数を養成する新制度を導入したとする（［図4］）。しかし、最初の六年間は新制度による医師はまだ出てこない。現場にそれなりの数の新制度による医師が登場するには、一〇–一五年はかかる。そして、増えた医師はやっと専門医の資格を取得するかしないかの若手ばかりだ（フェーズ①）。新制度がはじまって二〇年以上経つと、今度は急性期医療の主役になる医師が増加してくる（フェーズ②）。そして三〇年が経過して、はじめて新制度によって育成された医師が医療の主役として増えはじめる（フェーズ③）。当初の医師養成数倍増計画においてマクロ的な医師数を人口一〇万あたり一五〇人から三〇〇人とする（つまり、二倍にする）ことを予定していたとする。そうだとすれば、この計画はほぼ四〇年かかって達成されるだろう。しかし、もしそのマクロ的数値目標が、一五〇人から二〇〇人にすること（倍増ではなく一・三倍にすること）だったとすれば、新制度がはじまって二〇–三〇年近くになると、今度は過剰感が出てくるだろう。

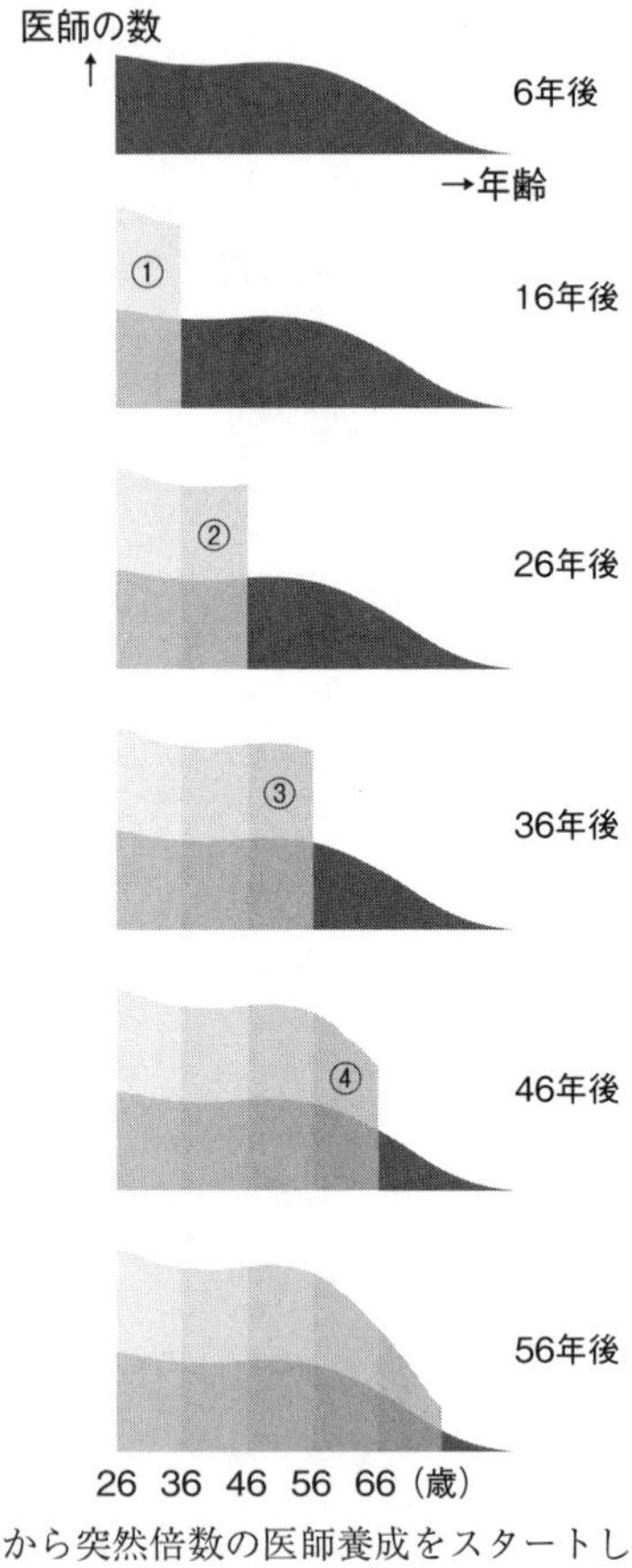

図 4　ある年度から突然倍数の医師養成をスタートした場合の，年齢ごとの実働医師数の推移

出典：図 1 のデータをもとに筆者作成.

注：医師の養成を倍にしても，最初の 6 年は現場の医師の年齢分布には変化は起きない．医師は先頭世代から塊として左から右に押し出されてくる．若手の医師が現場で増えはじめるのは 10 年以上が経過してからである（フェーズ①）．20 年が経つと若手の医師たちがようやく増加しはじめる（フェーズ②）．医師の総数が 2 倍近くまで増えるのは，30-40 年ほどが経ってからである（フェーズ③）．それ以降も医師の数は増え続けるが，増えるのは 60 歳前後の医師である（フェーズ④）．

医師を急激に増やしはじめた場合、増えた医師は、増やしはじめたときの世代を先頭に塊が押し出されるように数が増えてくる。その様子は、［図4］に示される通りだ。日本における医師総数増加の様子を［図5］に示す。医師が急激に増加した一九八〇年以降、医師数は毎年約四五〇〇人ずつ増加している。しかし、［図4］で説明したように、実際に増加した医師の年齢層は、そのフェーズによって異なっていたことをよく理解しておく必要がある。

医師過剰のよいこととわるいこと

医師が絶対的に不足している状態では、医療が満足に提供されない。この場合の問題点は明らかだ。では、医師が過剰に養成された場合には、どのようなよいことがあり、またわるいことがあるのだろうか。この点について系統的に論じた論文や著作はあまり多くはないが、ここでは瀬尾攝による考察を紹介する（瀬尾攝「第7章　医師数について」吉利和編『講座　21世紀へ向けての医学と医療 第3巻　医療の将来像』一一三－一二九ページ、日本評論社、一九八八年）。ただし、三〇年ほど前の文献なので、表現は今日風に書き換えてある。

医師過剰の状態になると、医療を受ける国民から見れば、次のようなよい点がある。

①医師がすぐ近くにいるので、かかりやすくなり、医療へのアクセスが確保される。患者は多くの医師の中から自分のよいと思う医師を選べる。したがって患者の医師選択権が拡大される。

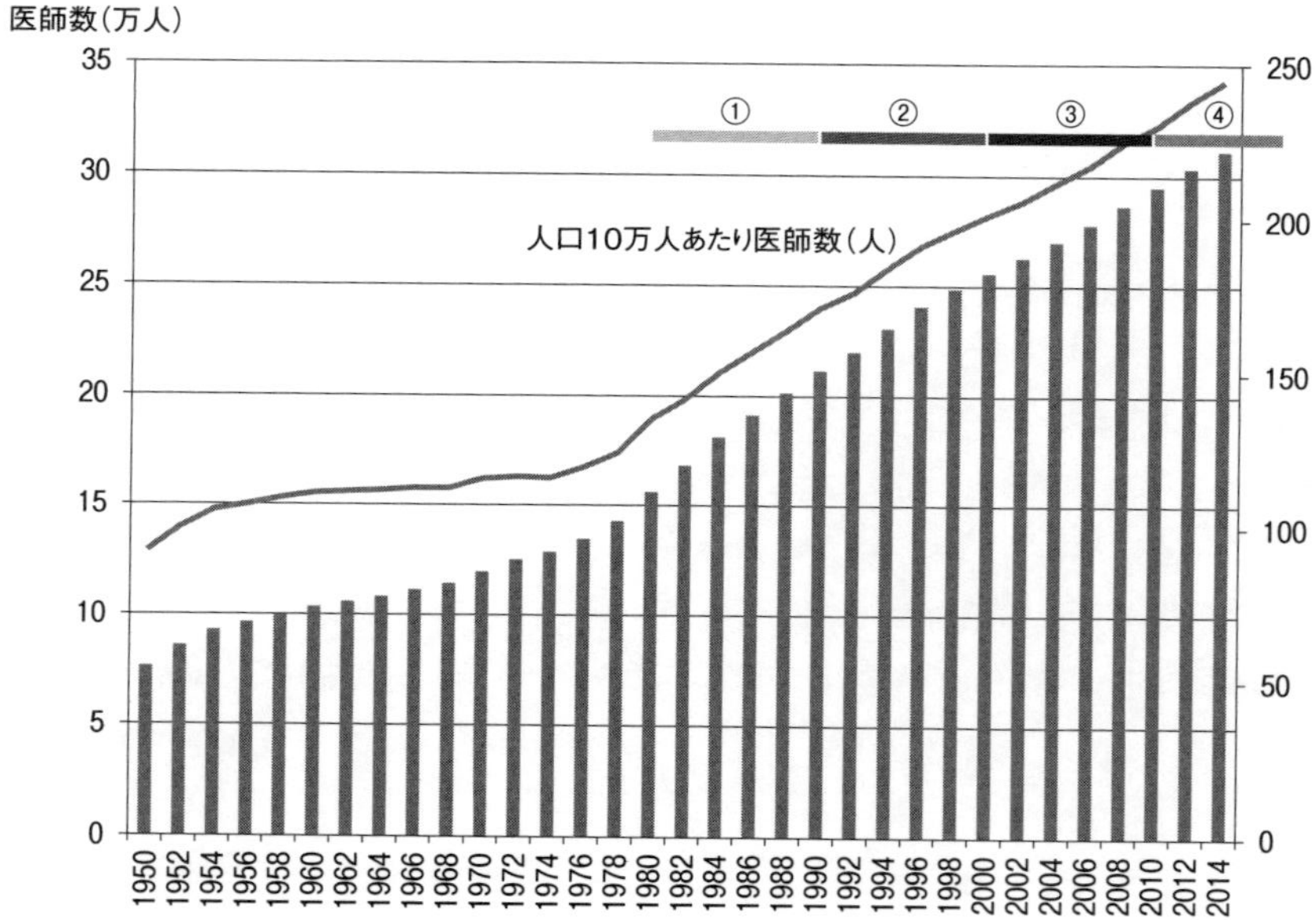

図 5　戦後から現在に至るまでの医師数の推移（棒グラフ）と人口 10 万人あたりの医師数（折れ線グラフ）の変化

出典：医師・歯科医師・薬剤師調査をもとに筆者作成.

注：1981 年に一県一医大構想が実現した後には毎年約 4,500 人の医師が増え続けてきた. 医師増加は, その時期によって意味が異なり, フェーズ①の期間に増えたのは若手医師, フェーズ②では医療現場の主役になりうる中堅医師, フェーズ③では 40 歳代後半の医師が増えた. 同質の医師がつねに増えるわけではない. フェーズ④で増えているのは高齢の医師ということになる.

②医療過疎地域や医療空白時間帯も、医師が大勢いれば解消され、へき地医療や救急医療の抱えてきた悩みが解消する。
③産業保健、学校保健、基礎医学、行政部門、福祉部門などの直接臨床に従事しない医学の専門職にも人材が供給されて充足される。
④将来の医療需要の多様化・拡大という社会の新しい要請が出てきた場合にも、それに対応できる余力ができる。

また医師から見ると、医師が過剰と思われるほど養成される場合には、次のようなメリットがある。

①基礎医学をはじめとする教育研究部門のスタッフが充足して、医学教育が向上する。
②医療機関において医師定員が充足され、医療内容が充実し、それが医業経営の向上にも役に立つ。
③医師同士の自由競争が進んで、医療の質が向上する。
④医師相互間の協力が発展し、チームワークによる共同事業や地域医療活動が拡大する。
⑤医師の卒後研修など生涯教育が充実する。
⑥日本医師会の会員数が増加し、学術専門団体としての組織力が強化される（この点は瀬尾攝が日本医師会の役員であったことも影響している可能性がある）。

一方で、医師が過剰になると国民からみれば、次のようなよくない点がある。

①医師の養成にはお金がかかる。養成数が増えると、費やされる国家財政負担が増大する。
②医師が過剰になると、患者の利益よりも医師の利益を優先して、必要性の低い医療を提供することになる可能性がある（第2章コラム【医師誘発需要】）。
③医師の処遇が悪化し、医師の資質が低下するために、医師と患者の信頼関係が悪化する。
④医師同士が過当競争状態となり、医療の混乱とモラルの荒廃を招く。

医師過剰の状態は医師の立場から見ると次のようなデメリットがある。

①開業医の増加によって、乱立状態となり、結果として個々の医師の収入減をもたらす。
②勤務医の増加によって就職難となり、処遇の悪化をもたらす。
③医師間の過当競争によって医師が疲労消耗し医療の質を低下させる。
④大量教育によって士気が低下し、医師の質の低下をもたらす。
⑤医師の勤務意欲の低下によって地域医療活動が後退する。

医師が過剰気味になったとしても、短期的な効果としてはわるい面は目立たない。むしろ医師という職業集団の士気が保たれているかぎりは、よい面ばかりが表に出てきて、国民の側からすれば何も困ることはないように思われる。ただし、第4章で述べるように、医師数が多くなったからといって、余剰気味の医師が研究職や行政関係などの医療以外の分野に流れることはあっても、医療過疎地域が充足されたり、医療が空白となりやすい深夜などの時間帯を担当する医師が増えたりというようなことは容易には起こらない。これは医師の偏在において、非常に重要な問題だ。医師の長時間労働が政府の推進する「働き方改革」において問題となっている。急性期病院の現場を担当する若手医師の勤務状況はまことに過酷なものがある。医師が過剰気味になれば、このような問題を改善する助けになることは充分期待できる。

一方で医師を過剰なほど養成するということは、大いなる人材の浪費であり、これは相当大きい社会的問題だと思われる。この点については、まだ人口減少社会の問題点がそれほどクローズアップされていなかった三〇年前にはあまり意識に上らなかったのかもしれない。

目に見える形で問題となるのは、医師が増えることによる財政負担だ。医師が過剰であれば、患者の利益よりも医師の利益を優先して、必要性の低い医療を提供することになる可能性がある（第2章コラム【医師誘発需要】）。現状において医療費を増大させる最大の要因は医療の進歩による新薬や新規の医療機器の登場によるものだとされている。医師数の増加による医療費高騰の寄与はそれほど大きくはなく、医療費増大の犯人の中では小者にとどまっているという実証データが示されている（兪炳匡、前掲『「改革」のための医療経済学』）。しかし、一方で医師数が増加してきたときの医療費の増大は軽視できず、大いに警戒するべきだという意見もある。極端に医師数が増加すれば、医師誘発需要の問題も無視できなくなるであろう。

医師が現在より増加していけば、医師の処遇（所得、あるいは給与）はどのように変化するのだろうか。医師はその数が増加しても、医師としての裁量の範囲で医療の供給量を増やして、医業の収益を確保することが可能だ。そのような方法が用いられれば、どんどん医師を増やしても、医師の所得は確保されるのであろうか。もしそうだとすれば、医師の増加が医療費増加の主要因ともなりうる。この問題を議論する場合に、よく都道府県あたりの医師数と医療費の相関が取り上げられる。各都道府県の総医療費を正確に算出するのは困難なので、市町村国民健康保険（国保）の総額が医療費全体を推計する代用データとして用いられる。比較的最近のデータは［図6］のような散布図となり、都道府県の人口あたりの医師数は、その都道府県の年齢標準化をした一人あたりの医療費とよく相関している（相関係数〇・七一）。この結果は、医師が最も少ない地域に比較して、最も多い地域では一人あたり一・二四－一・三三倍の医療費がかかっていることを示している。しかしながら、最も医師数の少ない都道府県では、医師不足のために、必要な医療を受けられない住民が存在し、そのために医療費が低くなっている可能性が高い。必要な医療なのか、過剰な医療なのかは実際には判断が困難である。限られた医療資源をどのように公平に使っていくかは、つねに重要な課題だ。しかし、最も医師数が少なく、また最も医療費も少ない地域のように、全ての地域の医療を変えていくべきだということを主張するとすれば、それは医療を数十年昔の状態に戻すべきだと主張していることに他ならない。それは現実的でもないし、

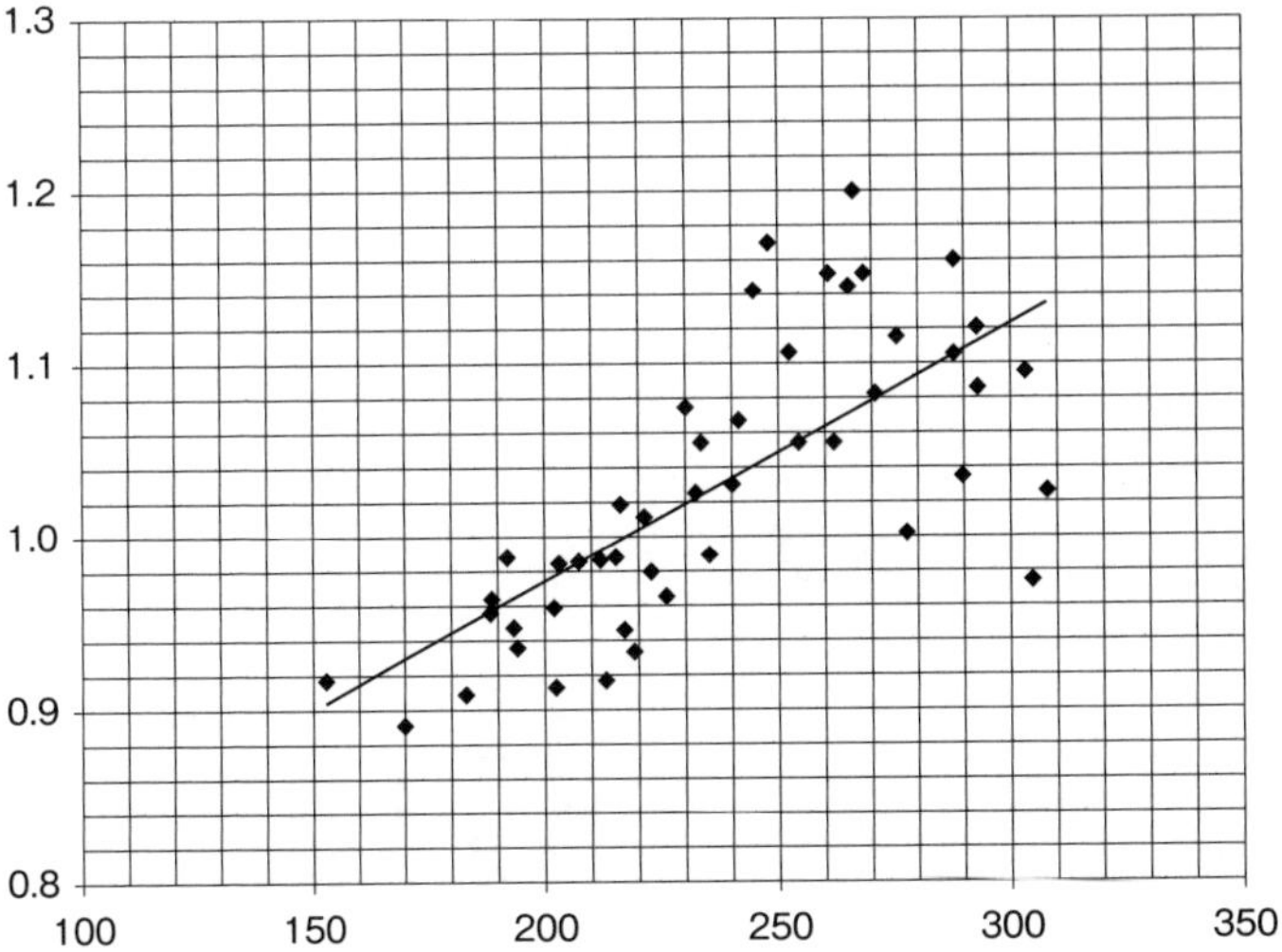

図6　都道府県ごとの人口10万人あたりの医師数と1人あたりの医療費

出典：2015年医師・歯科医師・薬剤師調査.

注：横軸は都道府県の人口10万人あたりの医師数，縦軸は1人あたりの年齢調整後医療費（市町村国保）を全国平均で指数化した値（地域差指数，2014年医療費の地域差分析）．$R^2=0.5042$．医療費は医師が最も少ない都道府県に比較して，最も多い都道府県では1人あたり1.24倍かかっている．

適切でもない。

医師が増加することによって増える医療費の増え方は、仮にそれがあったとしてもそれほど大幅ではなさそうだ。二木立（二木立「医師数と医療費の関係を歴史的・実証的に考える」『月刊保険診療』六四巻四号、四八－五五ページ、二〇〇九年）は、総医療費の中の医師人件費を経時的に調べ、その総額は総医療費に対してほぼ二〇％を占め、医師の総数には依存しない傾向があることを示している。総医療費が厳しく制限されている現在の日本の状況では、医師が増えたからといって、その分を医師人件費として増額することは困難である。結局医師一人あたりの所得は今後徐々に低下していくだろう。実際、養成数の過剰が問題となっている歯科医師の場合、その九・五%が年間所得二〇〇万円以下となっていて、歯科診療所の経営はきわめて厳しい状態に置かれている（『歯科医療白書　二〇一三年度版』）。医師はその責任を問われる激務であり、処遇（給与）が低下していけば、現在発揮している士気と責任感が同じようなレベルで維持されていくのか、はなはだ疑問だ。この点は、医師の数を無制限に増やしていくとすれば、大きな問題であろう。

医師を必要以上に養成すれば、通常の市場に見られるような競争による質の向上と価格の低下は起きず、むしろ長期にわたって医療の質の悪化と医師の士気の低下により医療を荒廃させる可能性がある。医師を過剰に養成することは、当初はわるくない施策であるかのような印象を国民に与えるかもしれないが、長期的には医療に悪影響を与える。したがって、養成数は社会の動きに連動して、賢明に制御しながら、適度の規制も利用しつつ、適切な数に調整していくような努力が必要なのである。

医師の養成にはお金がかかる

医師を養成するには、多額の資金を必要とする。国公立の医学部ではその大部分が、私立の医学部においてもかなりの部分が公的に支援されている。医学部の学生数が増加すれば、それだけ公的に支援するべき額も増加する。そして、それを減額したり、打ち切ったりすれば、裕福な家庭の子弟でなければ医学部には行けない、つまり金持ちしか医師にはなれないという事態さえ起きる。

日本私立医科大学協会は医師の教育にかかる経費を計算して公表している（『医学教育経費の理解のために』二〇一二年）。全国二九の私立医科大学での教育経費を集計したデータに基づく報告であり、実際に必要な教育経費の現状がわかる。この報告では、私立医科大学における学生一人あたり、一年間にかかる教育経費は一八〇七万円（二〇一四年データ）であった。六年間かけて医学部を卒業するのにかかる経費はほぼ一億円という計算になる。これほど多額になる理由として、医学部は少人数の学生に対して、マンツーマンの教育をおこなう必要があり、教育スタッフが多数必要となること、医学の進歩に伴い高度な教育と実習をおこなうために高額の施設・設備や機器が必要となることを挙げている。計算の根拠の数値として、私立大学医学部の平均的な財政収支の表がかかげてあり、この表では一医学部あたり年間一三一億円の経費がかかるが、収入面では四八億円不足している。しかし、財務の実態については大学を経営している学校法人全体の連結決算をみないと何ともいえない。この表では医学教育にかかる人件費が一大学で約八二億円となっていて、この人件費の中には臨床系の病院教員の分も入っている。病院の教育スタッフは学生教育にも参画するが、一方で病院の医師として病院収益にも貢献している。したがって、彼らの人件費は教育分と診療分とで案分し、教育分だけを学生の教育経費として計算する必要がある。このことから、ここで挙げられている学生一人あたり一億円という教育経費はやや過大になっている可能性があり、多少割り引いて考える必要がありそうだ。しかし、医学教育には多額の費用がかかることには間違いはない。

一方、私立大学医学部学生の六年間の納付金は平均三三〇〇万円（私立大学医学部の中には、経営努力をして相当減額しているところもある。第1章参照）であり、残りの六七〇〇万円（学生一人あたり一年に約一一〇〇万円）は大学の自己収入や公的な補助金と寄付金によって賄われている。したがって、私学といえども、国の財政的支援がなければ運営していけない。

わが国の医学部の学生約九〇〇〇人（一学年あたり）の四〇％、三六〇〇人が私立大学医学部、残りの六〇％、五四〇〇人が国公立の医学部で学んでいる。私立大学では学生一人あたり毎年一〇〇〇万円以上、国立ではその倍額近い公的資金が投入されている。

全国の国立大学（八六校）に毎年交付される運営費交付金の一覧をみてみると、一位から四一位までの間に、医学部を持たない大学は東京工業大学（一〇位）と静岡大学（三八位）だけだ。医学部単科の大学は浜松医科大学（五一位）、滋賀医科大学（五四位）、旭川医科大学（五七位）の三校だ。その交付額から見ると、各医学部への交付金は一校あたり毎年五〇億円とみることができる。

私立大学への助成金（私学助成）の交付額一覧をみると、医学部を持つ私立大学三一校のほとんどが、上位五〇位以内に入っている。医学部単科大学への交付状況からみると、私立大学医学部への私学助成金は一校あたり毎年二〇億円と思われる。

医学部は国立であろうと、公立であろうと、私立であろうと、これだけお金がかかる。医師になることによって、医師は利益を受けるのだから、もし医学教育というものが受益者負担の原則が適用されるのであれば、医学部には学生の納付金（授業料など）だけで運営することを求めることになる。その場合医学部の納付金は学生一人あたり、毎年一〇〇〇万円を超える。とても通常の家庭に負担できる額ではない。裕福な家の子供でなければ医学部をめざすことは無理になることは前にも述べた通りだ。そうなると、日本の国民皆保険制度を基本とする医療は成立しない。これだけの公的補助を大学の設置形態にかかわらず国が負担しているということは、医師養成は医学部が国立であろうと、公立であろうと、私立であろうと、公共性が高いと認定されてきた結果である。

【コラム　医師の研修制度】

ある県立病院の医師団が事務局に学会出張の旅費を支給するように要求をおこなったことがある。そのとき、病院の事務局長は県庁からやって来たばかりの事務官で、病院での経験は皆無だった。その事務局長いわく「当病院の医師はすでに完成された方ばかりが勤務しておられるので、あえて学会などで研修を受ける必要があるとは考えられない」。これには医師は開いた口がふさがらなかったという。医学や医療というものは、つねに進歩をしており、現場の臨床医は主として過去五年間の間に得た情報や習得した技術を用いて医療にあたっている。もちろんそれより前に学んだことも重要であることはいうまでもない。特に卒業したての医師は、医学部でかなりの知識を習得してはいるが、それでも実際の患者の治療ができるレベルではない。卒業後に医療の現場で研修を受けることが必須だ。

医学生が医学部を卒業すると、医師国家試験を受験する。合格すれば医師免許が交付され、同時に保険医の登録証も交付される。そして、臨床に従事する医師は二年間の初期臨床研修を受ける。初期臨床研修では、将来専門とする分野にかかわらず、日常診療において多くみられる負傷や疾病に関して、基本的な診療能力を身に付けることをめざす。こうしてやっと現場の医療に参加できるレベルの臨床医ができあがる。この後、専門分野を担当する医師になるには、各分野の専門研修を受ける。専門医の研修プログラムについては、日本専門医機構によって標準化が進められている。

専門医制度は欧米においてすでに長い歴史があり、米国の専門医制度はすでに創設から一〇〇年を超える。日本においても、それぞれの学会が専門医制度を整備してきている。最初に専門医制度を発足させたのは、日本麻酔科学会で、一九六二年に日本麻酔指導医制度がスタートしている。続いて一九六六年に日本脳神経外科学会、日本医学放射線学会が専門医制度を発足させ、さらに一九六八年に日本内科学会、一九七八年に日本外科学会で認定医制度がはじまった。その後、数多くの学会で一定のトレーニングの実績を積んだ後に、専門分野の試験をおこなう専門医制度が発足し、ほとんどの分野をカバーするようになった。一方で一〇〇を超える数の専門医と呼ばれる制度ができあがることになり、乱立気味となった。

そこで、各学会が協議をして、専門医制度を基本的な診療科（一階）と、その診療科から枝分かれする関連領域（二階）の二階建てに区分し、前者を基本領域、後者をサブスペシャリティ領域と呼ぶことにした。医師はまず基本領域の専門医を取得し、その上で、さらに専門性の強いサブスペシャリティの専門医を取得するという二階建て方式を採用することになる。

このような基本的な構想のもとに、新たに日本専門医機構が設立され、二〇一七年から、新しい専門医制度が開始される予定であったが、専門医制度を厳格に運営すれば地域の医療が崩壊する可能性があるという危惧が強まって、制度の開始は二〇一八年に一年先送りされた。新しい制度は、これまでの各学会の運営してきた専門医制度の上に乗って、日本専門医機構が各学会の制度の標準化をはかりながら、徐々に改善をおこなっていく制度としてスタートした。日本において専門医制度がスタートして五六年が経過して、標準化された専門医制度が開始したことになる。

専門医制度の中の基本領域として日本専門医機構において認定されているのは、以下の一九診療科だ。この中で、新たに総合診療専門医の制度がはじめられることになり、育成される総合診療医は地域医療での活躍が期待されている。

基本領域は、内科、外科、小児科、産婦人科、精神科、皮膚科、眼科、耳鼻咽喉科、泌尿器科、整形外科、脳神経外科、形成外科、救急科、麻酔科、放射線科、リハビリテーション科、病理科、臨床検査科、総合診療科の一九診療科である。

さらに細かい専門領域については、基本領域の専門医を取得した上で、サブスペシャリティ領域の専門医を目指すことになる。この方式は、基本領域を一階とし、サブスペシャリティ領域を二階とする二階建て方式と呼ばれている。サブスペシャリティ領域としては、内科系で消化器、循環器、呼吸器、神経、血液、内分泌代謝、糖尿病、腎臓、肝臓、アレルギー、感染症、老年病、リウマチの一三領域が、外科系で消化器外科、呼吸器外科、小児外科、心臓血管外科の四領域が認められている。その他のサブスペシャリティ領域の認定に関しては、日本専門医機構において今後検討が進められる予定である。

第4章　医師の分布は均一なのか
——医師数のミクロ的問題

フライング・ドクター

オーストラリアの二〇ドル紙幣の裏面には、ジョン・フリン師の肖像が印刷されている。一八八〇年生まれのフリン師は長老教会派の宣教師として、オーストラリアの内陸部で活動していた。その当時、内陸部の広大な地域に住む人々は、医療から隔絶された環境でおびえながら生活しなければならなかった。数人の医師が内陸部数十万平方キロにわたる地域を担当しているにすぎない状態だったので、病気やケガの恐怖は深刻であった。

ライト兄弟が一九〇三年に有人飛行機の初飛行に成功し、飛行機は徐々に実用化されはじめていた。また同じ時期にはマルコーニの無線機が大陸間のような長距離の通信を可能なものにしつつあった。フリン師は、当時実用化されはじめていた飛行機と無線技術を組み合わせて、空飛ぶ救急車が実現できないかと考えた。しかし、アイデアを実現するには数々の困難があり、一九二八年になってはじめてクィーンズランド州クロンカリーで飛行機を使用した医療サービスがはじまった。飛行機はカンタス航空が提供してくれることになり、民間からの寄付も集まるようになった。緊急時には、飛行機が患者の家の近くの道路を発着に利用する。一九二七年に開発されたばかりのペダル発電機付きモールス無線通信機が、遠隔地との緊急通信に採用された。また、このシステムをさらに有効にするために、フリン師は内陸部に施設をつくり、緊急の医薬品の入ったメディカル・チェストと呼ばれる箱を設置した。通信を可能とするように、無線通信の知識を子供にも普及させた。

フリン師のはじめたフライング・ドクター・サービスは、当初の困難を乗り越え、オーストラリア国民から広く支持され、一九五五年にはエリザベス女王より「ロイヤル」の名称の使用を許された。そして、ここに「ロイヤル・フライング・ドクター・サービス」と呼ばれる非営利の組織ができあがった。そのホームページを見ると、オーストラリア全土に飛行中の彼らの飛行機の位置がリアルタイムで表示されている。オーストラリアでは彼らの活動に深い敬意と感謝の気持ちを抱く国民が多く、それが紙幣にフリン師の顔が印刷されるようになった理由である。

オーストラリアは世界第六位の広大な面積の国だが、人口密度は一平方キロメートルあたり三・一人にすぎない。しかも、その大部分は東側の海岸地域に集中していて、広大な大陸の大部分にはほとんど居住者がいない。オーストラリアの国民一人あたり名目ＧＤＰは世界一一位で、豊かな国である（二〇一六年データ、日本は二二位）。税を財源とするイギリスと同様の医療制度を採用しており、国民の健康状態もよい。しかし、日本では想像できないような広大な大地に国民が分散して居住していて、その全ての居住地の近くに医療施設を置くことはとても不可能だ。フライング・ドクター・サービスは、あまりにも広大な国土という条件の中で、国民の健康を維持し、疾病や外傷による緊急事態に備えるために発達した制度であり、その国の実情に即して発展してきた制度である。

それでは、オーストラリアに比較すると、狭い国土に国民がひしめきあっている日本では（日本の人口密度は一平方キロメートルあたり三三五・八人）、日本の実情に応じた医療提供の体制は充足しているのだろうか。

医療へのバリアー

医師が足りているか、不足しているかは、その時点で適切と考えられる医療が国民の間にまんべんなく提供できる医師などの医療スタッフが配置されているか否かということで決まる。その時点で適切と考えられる医療は時代とともに変化するので、医師の必要数は、時代とともに変化し、医療のレベルが高度化するに従って増加してきている。医師養成の歴史を振り返ると、明治初期には人口一〇万人あたりの医師数は一〇〇名に満たないものであったし、終戦後ＧＨＱのもとでおこなわれた医療制度改革で最初に目標とされたのは、人口一〇万人あたり一〇〇名だ。そして現在ではＯＥＣＤ加盟諸国の平均値である人口一〇万人あたり三〇〇名がわが国の医師養成の当面の目標値となっている。

病気になったときに、医療を受けられないということは何としても避けたい。そのために医療へのかかりやすさをできるかぎり保っておかなければならない。では医療へのかかりやすさをさまたげるもの、もっとわかりやすくいうと医療へのバリアーとなるものは何なのだろうか。医療のかかりやすさを示す一つの指標として、人口一〇万人あたりの医師数を挙げるのは一つの方法だ。しかし、これだけでは、一定の地域に住む住民が医療にかかりやすいのか否かはわからない。医療へのかかりやすさを妨げるバリアーにはさまざまなものがあるからだ。

医療を提供する体制の諸条件を考えるときに、医療の三要素としてコスト、アクセス、質（クオリティ）が知られている。この三要素によって医療の良し悪しをはかることができる。またこの三要素は同時に全てを最適にすることが困難であり、いわゆる「トリレンマ」の状態にある。つまり、コスト面で優れていて（安上りで）、いつでも受診のできる（つまりアクセスのよい）場所にあり、かつ医療の質の高い（医師の技術が高く居心地のよい）病院の実現は不可能に近い。現実の病院は、その「トリレンマ」をできるかぎり克服して、費用のかからない、身近で、そしてレベルが高く居心地のよい病院をめざしてはいる。しかし、費用のかからない病院がつねに身近にあって、かつ最新の先端医療機器をそろえ、高度の医療を維持するのは困難だ。このような医療の三要素を反対方向から見ると、医療へのかかりやすさを妨げるバリアーというものが見えてくる。

まず、医療のコストという観点では、わが国は一九六一年に国民皆保険制度ができて、国民全てが何らかの医療保険に加わっている。したがって、いつでも誰でも病院にかかって、医療費の一部を負担すれば、医療を受けることができる。医療費は全体の五〇％を医療保険が支払い、約四〇％を政府が負担する。患者は全医療費のほぼ一割だけを自分の懐から出せばよい（ただし、国民健康保険の保険料を滞納し、保険証を取り上げられて「資格証明書」を交付される例が二〇万世帯以上で発生している（二〇一六年現在）。そのような世帯では医療が充分受けられない場合もあって問題となっている。現在保険料滞納世帯数は減少しつつあり、

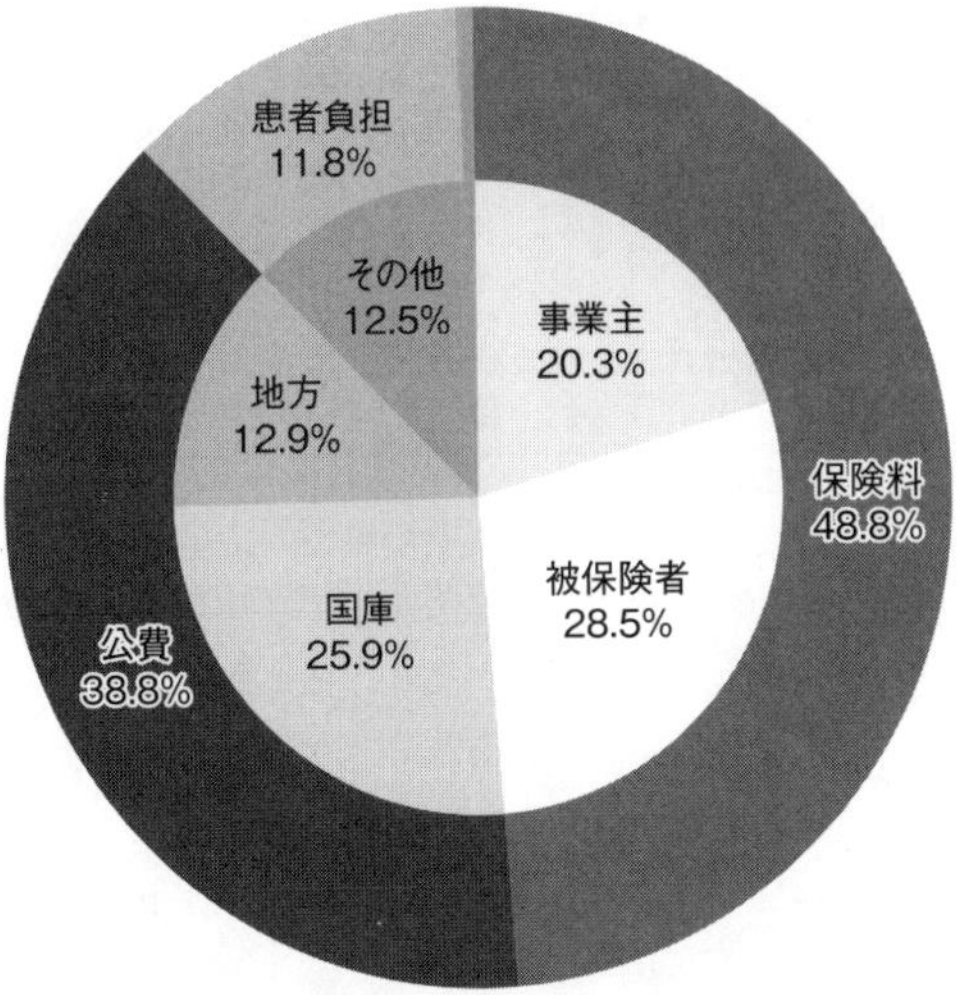

図1　国民医療費はどのように負担されているか
出典：平成25年度　国民医療費の概況より.

「資格証明書」発行数も減ってきている）（図1）。

　もちろん医療保険は国民が負担する健康保険料によって維持されているし、政府負担分は国民が支払う税金から出ているので、元をただせば全て国民が負担をしている。しかし、病気やケガのときは、個人負担は全体の一〇％というのは、とてもありがたい制度だ。健康保険の医療費の窓口負担は大部分の人では三〇％であるが、医療費が一定の額以上の高額となると、高額療養費制度が適用されて、それ以上の医療費を負担しなくてもよくなる。この制度は多額の医療費を要する重症の疾患にかかったときに必要となる制度であり、そのために、全体をならすと、医療費の個人負担分は全体の一〇％という計算になる。以上のことから、日本国に住んでいるかぎり、そして現在の国民皆保険制度が健全に維持されている限りは、医療のかかりやすさに対する個人の経済的負担（すわなちコスト）のバリアーは低いといえるだろう。

医療機関が自宅から遠い場合、アクセスがよいとはいえない。つまり、そのような住民にとっては、医療にはアクセス面のバリアーがある。したがって、医療機関は全国津々浦々にまんべんなく存在し、必要な医療を提供していなければならないということになる。しかし、これは実現がむずかしい。実際には医療機関も医師も地理的に偏って分布している。日本では、オーストラリアのように病院どころか隣の家も一〇〇キロメートル離れているというような状況は稀であるが、それでも医療を受けにくい過疎地や離島の問題は深刻だ。この問題を解決するために、国も地方自治体もさまざまな努力をおこなってきているが、全て解決したとはいえない。医師の地理的偏在の問題は、医療のバリアーを論ずる上で、わが国では最大の問題となっている。

医療機関が全国にまんべんなく設置され、医療のかかりやすさが改善されたとしても、医療のかかりやすさを妨げるもう一つのバリアーがある。それは、医療の対象となる疾病やケガの種類が多様であって、個々の医師はその全てに対応できるような知識や技術を持ち合わせているわけではないからだ。病気にかかったり、ケガをしたりした場合に、どのような場合にも近くにある医療機関でよい治療ができるとはかぎらない。近くに医師はいても産科の医師がいるとは限らない場合、心筋梗塞や脳卒中などの緊急を要する疾患にかかっても、すぐ近くの病院には高度の診断機器や治療機器が用意されていない場合などが、このような例に該当する。心筋梗塞を治療する循環器内科や心臓外科の医師が全国にまんべんなく分布しているわけでないいし、また脳卒中を治療する脳神経外科や神経内科の医師もまた全国に均一に分布しているわけではない。このように診療科偏在は、もう一つの医療のバリアーである。

医師の分布は均一ではない——医師の地理的偏在問題

医療のかかりやすさを支える医療提供体制には、医療機関とそこで仕事をする医療スタッフが充実していて、通院可能な距離にあるということが必要だ。このような条件が最初から望めないオーストラリアでは、飛行機の利用で問題を解決している。日本では、他の問題もないわけではないが、何といっても医師が通院可能な距離で診療をおこなっているという条件が重要だ。そのような条件が満たされているか否かをどのように示せばよいだろうか。その最も直接的な方法は、一定の地域の住民の人口に対して、医師が何人働いているかを計算し、それを比較する方法だろう。通常は住民の人口一〇万人あたりの医師数をもって、医師の充足度を示す。この指標でみると、日本全体では現職の医師は三一・一万人で、人口一〇万人あたりの医師数は二四四・九人だ（二〇一四年医師・歯科医師・薬剤師調査）。ただ、日本全体のマクロ的な数値だけでは、医師の分布まではわからない。

医師の地域による分布の偏り、すなわち医師の地理的偏在をどのように示すのか、実はその適切な指標のようなものはない。ある国全体の医師の偏在の程度を他の国と比較したり、国全体として偏在が進んだのか、それとも緩和されたのかを比較検討する方法として、ジニ係数（【コラム　ジニ係数】）を用いる方法が考えられる。もともとは社会における所得分配の不平等さを測る指標として使われる。ジニ係数が〇に近ければ平等度が高く、一・〇に近づけばきわめて不平等な状態であることを示す。

ジニ係数を計算するためには、一人あたりの医師の数を計算し、その値の小さい方から大きい方に並べた曲線（ローレンツ曲線）を描かなければならない。一人あたりの医師の数を計算することはできないので、小林ら（Kobayashi Y, Takaki H: "Geographic distribution of physicians in Japan." *The Lancet* 340: 1391-1393）は日本の三二六八ヵ所の全市町村について、医師の数と人口とを調べ、そのデータからローレンツ曲線を描いた。ジニ係数はこの曲線から算出される。この研究は一九八〇年と一九九〇年との間の変化に着目し、一〇年の間に増加した医師によって、医師の地理的偏在が是正されたか否かを検証するためにおこなわれた。一九八一年に完了した一県一医大構想によって、医師は急速に増加し、一九九〇年には全国の医師数は一九八〇年の一・三七倍に増え、日本全体の人口一〇万人あたりの医師数は一二七から一六五に上昇していた。仮説を検証するには充分な変化だ。研究の結果は、このような医師数の増加にもかかわらず、ジニ係数は一九八〇年時点で〇・三三一、一九九〇年時点で〇・三四〇であり、地理的偏在は改善されず、むしろ悪化の傾向さえ見られた。ただ、残念ながら、この研究では住民の受診行動までは考慮されず、受診のために住んでいる市町村から他市町村に移動するという要素は考慮されていない。また、研究の対象となった一〇年間に増加した医師は、まだ専門医をめざして修行中の若い年代の医師であり、都市部の大学や大病院に集積しやすい年代の医師であったことも考慮する必要があるのかもしれない。

鳥谷部は同様の調査を一九九六年と二〇〇六年の期間においておこなった（Toyabe S: "Trend in geographic distribution of physicians in Japan." *International Journal for Equity in Health* 8: 5, 2009）。この期間に医師数

は二三万人から三万三〇〇〇人増加し、日本全国の人口一〇万人あたり医師数も一八三人から二〇六人に増加していた。しかし、ジニ係数はこの一〇年間で悪化した。二〇〇四年に始まった初期臨床研修制度を除外しても、改善はみられなかった。この時期に増加した医師は、すでに卒後一五年以上を経た中堅の医師であり、それでも全国的にみればジニ係数の改善がなかった。つまり、医師の地理的偏在を緩和する結果にはならなかったと考えなければならない。

谷原らは同様のデータについて、一九九八年から二〇〇八年の間、一年おきに分析した（Tanihara S, Kobayashi Y, Une H, Kawachi I: "Urbanization and physician maldistribution: a longitudinal study in Japan." *BMC Health Services Research* 11: 260, 2011）。この研究では、医師の地理的分布の単位として二次医療圏を用いた。その結果によると、やはり医師の偏在を示すジニ係数は一九九八年以降大きな変化を示していない。さらに厚生労働省が独自に計算して追加した二〇一〇年、二〇一二年、二〇一四年のデータを加えて見ても（「第五回今後の医師養成の在り方と地域医療に関する検討会資料」）同じ時期に都道府県の医師分布の格差は改善しつつあったが、二次医療圏の医師の偏在が改善したとはいえなかった。二〇〇八年から二〇一四年の六年間に医師数は約六万三〇〇〇人増加している。しかし、示されたデータでは医師の地理的偏在が悪化したとはいえないものの、医師数の相当な増加にもかかわらず医師の地理的偏在は改善されてはいない。

医師数が増加してくれれば、医師はより均等な方向に拡散する（spreading out）現象が起き、医師の地理的偏在は緩和の方向に向かうとする「空間競合仮説」（Newhouse JP: "Geographic access to physician services." *Annual Review of Public Health* 11: 207-230, 1990）は、小林、鳥谷部、谷原らの研究により日本では成立しない。むしろ、医師は増えれば増えるほど都市部に集積していく傾向にある。本研究の結果に従えば、医師の地理的偏在の問題を、医師の数を増やしていくという戦略だけで解決しようとするのは無理である。医師の総数が過剰と思われるほど増加しても、医師不足に悩む地域はいつまでも取り残されるという状況が起きかねない。従来の研究の結果は、医師の偏在問題を別途の重要課題として解決する努力をしなければ、医師数の問題はいつまでも解決しない恐れがあることを示している。

二次医療圏ごとの医師の分布に大きな格差が見られる

都道府県別の医師分布密度（人口一〇万人あたりの医師数）を［図2］に示す。図によって明らかなように、都道府県間に人口あたり医師数の大きな偏りがある。医師が最も多く分布しているのが徳島県で、人口一〇万人あたりの医師数は三一五・九人だ。徳島県につづいて京都府（三一四・九人）、高知県（三〇六・〇人）、東京都（三〇四・二人）、岡山県（三〇〇・四人）の順に医師数が多い。この五都道府県が人口一〇万人あたり三〇〇人を超える。一方、最も医師密度の低いのは埼玉県で、人口一〇万人あたりの医師数は一六〇・一人にすぎない。この医師数は日本が一県一医大構想のもとに医師を増やしていた時期に目標とされた数（一五〇人）をわずかに上回るレベルで、最も医師の多い徳島県の半数程度にすぎない。埼玉県ほどではないが、茨城県（一八〇・四人）、千葉県（一八九・九人）と続き、関東の首都圏を囲む地域に非常に医師が少ないことがわかる。神奈川県（二〇五・四人）も少ない方の

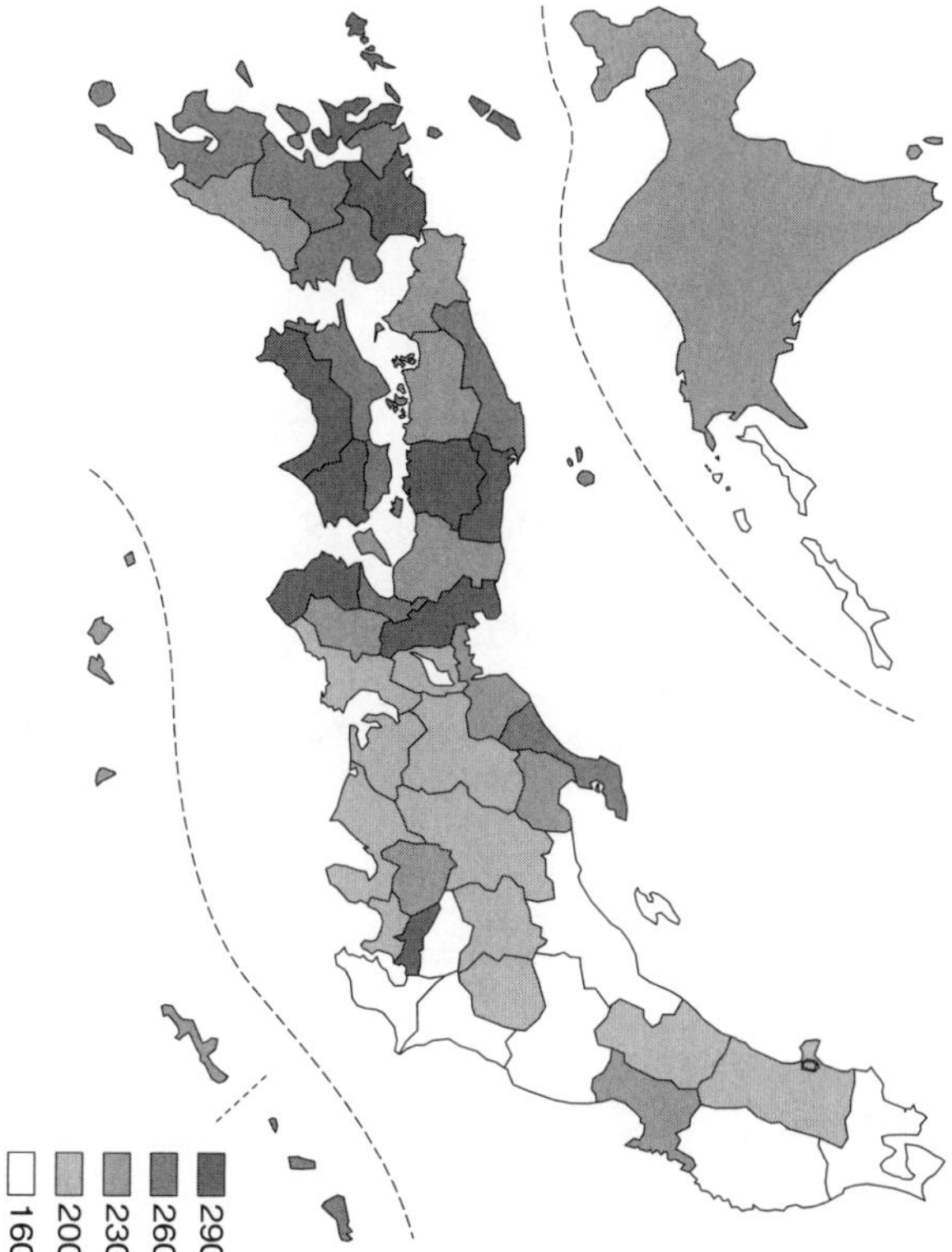

図2　都道府県の人口10万人あたり医師数

出典：2016年医師・歯科医師・薬剤師調査による．白地図の原図は「ちびむすドリル　http://happylilac.net/」よりダウンロード．

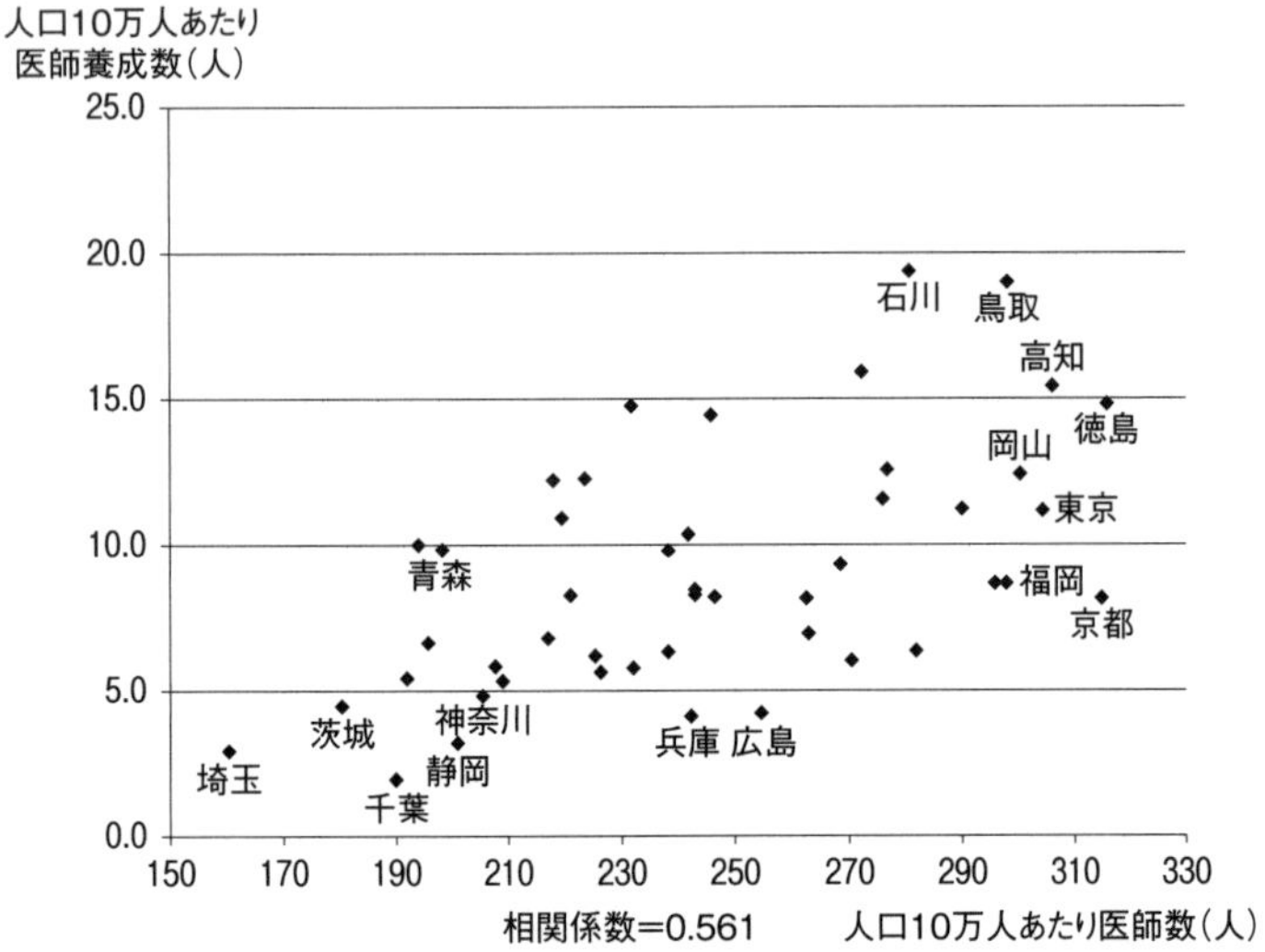

図 3　都道府県別の人口 10 万人あたり医師数と，人口 10 万人あたりの医師養成数

出典：医道審議会医師分科会医師臨床研修部会平成 26 年度第 3 回会議資料より．

グループに属する。首都圏周辺に続いて、新潟、岩手、福島、青森の各県が少ない。それに続いて、静岡、愛知という東海地域の県に少ない。日本全国でいえば、医師は東北、関東、東海地方に少なく、近畿地方より西に多い。

各都道府県の人口一〇万人あたり医師数と、その都道府県内の医学部で養成される医師の人口一〇万人あたりの数には緩やかな相関があり、県民の人口に対して医師を多く養成しているところでは医師が多く、少ない所では医師が少ない傾向がある（[図3]）。これは後に述べるように、医師は自分の出身地や出身大学の近くで働く傾向が強いことによっている。したがって、東日本に医師の分布が少なく、西日本に多い理由としては、その地方の人口に比してどれだけ医学部が設置され、医師が養成されてきたかにある程度依っている。医師の人口あたりの養成数が、東日本に少なく、西日本に多かったことが、医師の都道府県別の分布密度に偏りがある理由の一つと考えられる（上昌広「日本の医療格差は9倍――医師不足の真実」光文社新書、二〇一五年）。

医師が少ない都道府県を見ると、さらに地域による偏りがある。医師の少ない県の県庁所在地などで、医学部附属病院や基幹的な病院が立地する地域には医師が多く集まっている。したがって、それ以外の中小都市や郡部ではさらに医師が少なくなっている。医師の分布を都道府県単位でみるだけでは、地域的な実情を知るには充分ではない。住民が通常のケガや病気のときに受診できる「近さ」に医療機関がなければ、医療を受けやすいとはいえないからだ。

地域の医療提供体制の改善をしていくために、都道府県をさらにいくつかのエリアに区分して、そのエリアごとに医療の体制をつくっていく。医療法では、この考え方に立って、医療圏の設定を求めている。医療圏には一次、二次、三次の種別がある。一次医療圏は各市町村であり、三次医療圏は都道府県そのもの（ただし北海道は複数の三次医療圏に分かれている）であるので、医療のかかりやすさの改善という観点で最も重要な区分は二次医療圏だ。

二次医療圏とは、地理的条件や日常生活、交通事情などの社会的条件を考慮して、自己完結的に医療を提供できる、あるいはそれをめざすとされるエリアだ。自己完結的とは、特殊な場合を除いて、手術や救急を含めた入院医療をそのエリア内で一体として提供できるという意味である。通常は複数の市町村をもって一つの二次医療圏とする。現在全国は三四四（平成二五年四月現在）の二次医療圏に区分されている。

ただし、二次医療圏の中には、患者のかなりの部分が隣接する二次医療圏に流出しているもの、あるいは他の二次医療圏から多くの患者が流入するもの、など本来の「一体の区域として入院医療を提供することが相当である単位」としては適切ではない二次医療圏もある。政府では二〇一八年度頃には、二次医療圏の見直しをおこなうことを予定しているようだ。見直しが必要となるのは、二次医療圏内の人口が二〇万人未満であり、患者の流入が二〇%未満で流出割合が二〇%以上の「流出型」の二次医療圏だ。そのような二次医療圏は現時点では全国に八七ヵ所存在する。

二次医療圏内では必ずしも担当できない特殊な医療に関しては、より広域の三次医療圏が担当する。そのような特殊な医療とは次のようなものだ。

①先進的技術を必要とする医療（例：臓器移植）
②特殊な医療機器の使用を必要とする医療（例：高圧酸素療法）
③発生頻度が低い疾病に関する医療（例：先天性胆道閉鎖症）
④専門性の高い救急医療（例：広範囲熱傷、指肢切断、急性中毒）

現在三四四ヵ所に区分される二次医療圏は、今後変更されることになる。しかし、現状において、全国的視野で地域医療の状況を比較検討するには、現在の二次医療圏をもとにそれをおこなうことが最も

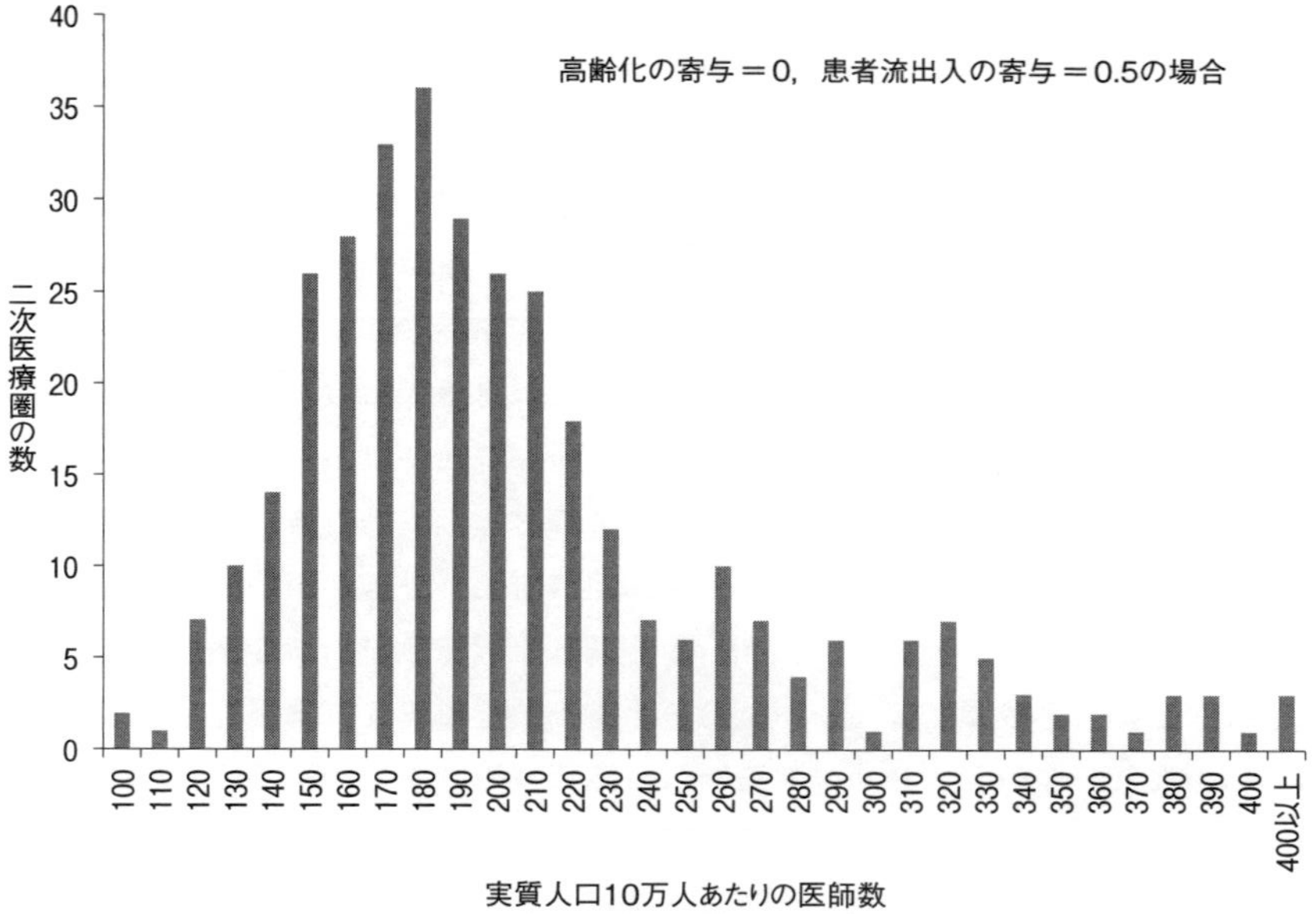

図4　二次医療圏ごとの人口10万人あたりの医師数

出典：平成26年医師・歯科医師・薬剤師調査，平成26年度患者調査，平成27年1月1日住民基本台帳年齢階級別人口をもとに筆者作成．

合理的だ。そこで、二次医療圏ごとの人口一〇万人あたり医師数を調べてみた。実際には患者の行動は複雑で、自分の住んでいる二次医療圏で必ず全ての医療を受けるとはかぎらない。三次医療圏で対処すべき特殊な医療に入るような疾病ではなく、ごく普通の病気の場合にも患者の移動は起こりうる。現在では患者の入院医療における流出率と流入率の二次医療圏ごとのデータが得られるので、これを用いて、流入率から流出率を差し引いた分はその二次医療圏の人口に加える、あるいは流出が多い場合には差し引くのが妥当だ。しかし、医療には外来診療もあるので、ここでは計算値の二分の一に該当する人口を付け加え、あるいは差し引いて、その影響を考慮することにした。例えば、入院患者の流入が二〇%、流出が一〇%ならば、人口を五%増やす、逆に流入が一〇%、流出が二〇%ならば人口から五%を減らすというような計算をする。ここで、医師数は平成二六年医師・歯科医師・薬剤師調査、患者の二次医療圏ごとの流入率・流出率は平成二六年度患者調査、二次医療圏ごとの人口は平成二七年一月一日住民基本台帳年齢階級別人口をもとに集計をおこなった。

その結果が、[図4]のような二次医療圏三四四ヵ所の人口一〇万人あたりの医師数の分布である。ここでは、高齢化率の差異の影響は考慮に入れていない。また入院患者の流入・流出の影響の計算の仕方はあくまでも一試算の結果であり、検討の余地があることを、あらかじめお断りする。

二次医療圏ごとの医師の分布

このグラフの特徴は、人口一〇万人あたり一八〇人を中心とする一つの山と、医師数がそれよりははるかに多い（例えば人口一〇万人あたり三〇〇人以上）二次医療圏があり、非常に幅広くばらついているということだ。それを人口一〇万人あたり三〇〇人以上の所で二つに切り分けると、わが国の二次医療圏は、医師数が人口一〇万人あたり三〇〇人以上の三五医療圏と、それ以下の三〇九の医療圏に分けられる。医師の数が集積している三五の医療圏のほとんどは、医学部とその附属病院が立地する二次医療圏であり、そうではない数ヵ所では、強力な教育研修機能を伴う基幹的大病院の存在する二次医療圏だ。医師が人口一〇万人あたり三〇〇人以上の医療圏の流入・流出で補正した人口は二四四〇万人で日本全体の一九％にあたる。人口一〇万人あたり三〇〇人以下の三〇九の二次医療圏では、医師数は人口一〇万人あたり一八〇人付近に最頻値がある（実際にこの三〇九の二次医療圏の患者流入・流出を考慮した実質人口一〇万人に対する医師数の平均値は一九七人）。

つまり日本の二次医療圏では、医学部と附属病院の所在地以外では、医師数の最頻値はほぼ人口一〇万人あたり一八〇人、平均で二〇〇人付近にあり、国全体がめざすＯＥＣＤ諸国の平均値、すなわち人口一〇万人あたり三〇〇人という医師数には及ばない（ただし、ＯＥＣＤデータは一国という比較的広域での医師の分布密度のデータであり、あらゆる二次医療圏のような小地域に人口一〇万人あたり三〇〇人の医師が均一に分布しているというわけではない）。人口一〇万人あたり医師数が一五〇人に満たない二次医療圏は六〇ヵ所であり、その六〇医療圏全体の人口一〇万人あたり医師数は一三〇人に満たない。その多くは人口減少傾向の強い地方の過疎地域に該当し、東北、関東、東海に分布しているが、それより西には鹿児島県に二ヵ所がある以外は皆無である。これらの地域の流入・流出で補正した人口は一五六〇万人で、全体の一二%にあたる。つまり、かなりの人口が医師数の少ない状態の医療圏で生活している。

二次医療圏ごとに見ても、県別の医師偏在と同様に、東北、関東、東海に医師数が非常に少ない二次医療圏が分布している。ただし、注意すべきなのは、このように医師数が非常に少ない医療圏の中に、大都市に近接していて、医師数が見かけ上非常に少ない二次医療圏も存在することだ。この医療圏からは多くの患者が近接する大都市に流出している。東京などの大都市圏では、大学附属病院の存在する地域に医師が集中し、むしろその周辺部は医療過疎になっている。今後高齢化が進行するにつれて、地方中小都市や郡部よりも、大都市周辺部（特に東京）において医師不足が深刻になるという予測もある。二次医療圏の設定において、大都市周辺部に置かれ、患者流出傾向の強い二次医療圏は、臓器移植などの特殊な医療を除いては自己完結的に入院医療の提供できる領域という本来の定義からは外れている。二次医療圏のあり方の検討が別途必要になると思われる。

医師の偏在を考える場合には、全体のマクロ的な医師の目標値、例えば人口一〇万人あたり三〇〇人というような数値の他に、二次医療圏ごとの医師偏在をわかりやすく示し、それがその地域の状況を示すというコンセンサスが成り立つような指標がぜひ必要である。例えば、人口一〇万人あたりの医師数が一五〇人以下の二次医療圏について、単に人口構成や患者流出入率の分析だけではなく、その医療圏内からの医療機関へのアクセス時間を計測する方法などを考慮して、実質的な医療の偏在を示す新たな指標を考案することは可能であり、また必要ではないだろうか。すでに病院到達までの運転時間を疾患ごとに地図上に表示することによって、都道府県や二次医療圏ごとの医療政策の企画立案の参考にできるデータも公表されている（例えば、石川ベンジャミン光一による「傷病別カバーエリア／基本版 Tableau Public」）。このようなビジュアルデータによって、きめ細かい地域医療構想などの検討が可能になる。

へき地医療対策

二次医療圏ごとの医師の分布を調べると、全国の二次医療圏の中には、特に医師数の少ない地域があることがわかる。また、それぞれの二次医療圏の内部には、医療へのアクセスに大きな困難のある地域もある。二次医療圏という観点で考えると、まず医師数が特に少ない地域の医療の体制を考えることが、「いつでも、どこでも、だれでも」の国民皆保険を実質化するためには重要である。

その中でも、特に医療から隔絶したへき地に関しては別途対策を立てる必要がある。へき地の保健医療に関して、厚生労働省では国民皆保険制度が実現する前の一九五六年から二〇一五年までの長期間、一一次にわたって計画を実施してきた。この事業では、へき地医療拠点病院を全国に指定し、へき地診療所、産科医療機関の運営やへき地巡回診療の実施を支援してきた。また近隣地域医療機関への患者の移送の支援もおこなってきた。事業により、無医地区の数やそこに住んでいる住民は、一九六六年の二九二〇地区、一一九万人から二〇一四年の六三七地区、一二万人まで、大きく減少している。事業には限界もあるものの、一定の成果を収めてきたといえる（厚生労働省平成二六年度無医地区調査）。

ここで、無医地区とは医療機関のない地域で、その中心的な場所を起点として半径四キロメートル内に人口五〇人以上が居住している地域であって、なおかつ交通機関を利用して近くの医療機関に行こうとしても、片道一時間以上を要する場合と定義されている。一一次にわたる長期間の事業により、無医地区、無歯科医地区は明らかに減少したが、へき地は少子高齢化が最も進んだ地域でもあり、新たに無医地区となるところや、人口が五〇人以下になってへき地の定義からも外れる地域が生まれている。また、三七〇ヵ所の地区は無医地区に準じる対策が必要な準無医地区とされている。

かつて、へき地は高度な医療はおろかおよそ医療というものからも隔絶していた。へき地の医療を改善するにあたって、自治医科大学卒業生の果たした役割は大きい。自治医科大学の卒業生は、卒業後に九年間出身地の都道府県内で、知事の決める病院等で勤務する義務がある（正確にいえば、この期間その義務に従えば、学生時代に受けた修学資金の返還を免除される）。義務を果たしたくない卒業生は、お金を返還すればよいのだが、実際には自治医科大学では、「医療に恵まれない地域の医療に進んで挺身する気概と高度な臨床能力を有する医師を養成する」という建学の精神に従って活動する卒業生がその大部分を占める。これまでに九年間の義務年限を終了した卒業生は、二〇一一年現在で、一期生から二五期生までの二四二四名となっている。義務年限終了後にも出身都道府県内の医療機関に勤務または開業している者は一六五三名（七〇・七％）で定着率は高い。義務年限終了後も、なおへき地等で勤務または開業している者は六七八名（二九・〇％）であり、およそ三分の一の者が義務年限終了後も引き続きへき地等において医療活動を継続している（以上のデータは「自治医科大学自己点検・評価報告書」（平成二四年度大学版）による）。

これに加えて、医学部の学生定員を増やして、その一部を「地域枠」とする制度が導入された。すでに地域枠の卒業生で、初期臨床研修を修了した者が輩出しはじめていて、今後の地域医療への貢献が期待されている（一七三ページ参照）。

医師の地理的偏在はなぜ起きるのか

医師の偏在を地域の人口規模に従って区分して考えてみよう。全国の地域を大都市、地方中核都市、地方中小都市、郡部、山間島しょ地域に分ける。大都市は東京、大阪など全国の各地方の中心となるような都市だ。全国には人口五〇万人以上の政令指定都市が二〇都市あるが、そのレベルの都市と考えてよい。地方中核都市はその県の中で中心となる都市であって、人口はほぼ二〇万人以上を目途とするが、必ずしも人口だけによらず、その都市に大学医学部の附属病院がある都市、医療の中心となる教育能力も備えた基幹的大病院の置かれた都市と考える。地方中小都市は、それ以外の都市であり、郡部は町村部を指す。山間部や島しょ部はこれとは別に扱う必要がある。

この中で、大都市と地方中核都市に関しては医師の地理的偏在は通常問題にならない。特に大学附属病院の立地する都市では、人口一〇万人あたりの医師数は三〇〇人を超えることが多く、むしろ医師は過剰に分布しているとさえいえる。一方、山間島しょ部では、もともと医療資源をどの程度用意するかという問題がある。山間島しょ部では人口が少なく、フルセットの医療機関を置いても運営していくことができない。この問題はへき地医療対策として、すでに述べた。

したがって、医師の偏在が問題となるのは、地方中小都市とその周辺の郡部（町村）ということになる。一九九九年ころより政府主導で市町村合併が進められ、地方自治体は以前に比較して広域化した。その結果、市の中に以前の郡部の広い範囲が含められ、一体として保健医療政策も進められることになった。医師の偏在という意味では、市町村合併を実施した市の周辺部を含めて、郡部における問題が深刻だ。人口の少ない地域において医師が充分分布していない状況は、それぞれの都道府県の人口一〇万人あたりの医師数の差異によっては説明できない。二〇一五年の年末から審議がはじめられた「医療従事者の需給に関する検討会」では、医師に関する審議を「医師需給分科会」においておこなっている。分科会では、地方における医師偏在の議論において青森県と徳島県の状況が報告された。その資料をみると、青森県と徳島県では、医師数のマクロ的な指標では正反対の状況にある。青森県は人口一〇万人あたりの医師数は一九三人で、最も少ない方から七番目、可住面積一〇〇平方キロメートルあたりの医師数では最も少ない方から四番目である。一方、徳島県の人口一〇万人あたりの医師数は三〇三・三人で、京都、東京についで第三位である（二〇一四年データ。一五四ページに示したデータは二〇一六年データ）。以上のデータからは、青森県には全般的に医師が少なく、また医師の偏在の問題も深刻であろうと予測できる。一方徳島県は日本でも医師数において最も恵まれた県であり、医師の偏在問題も解消しているのではないかと思う。しかし、実際には、医師は徳島市を中心とする東部地域に全数の三分の二が集中している。徳島県東部地域以外では医師の高齢化が進んでおり、公的病院・診療所では常に医師不足で悩んでいる。高齢化の進展とともに救急の受診者が増加しつつあるが、救急告知医療機関は減少していて、救急担当の医師の疲弊が大きな問題になりつつある。

徳島の例は、医師のマクロ的数値目標が達成できたとしても、地方都市や郡部では医師の地理的偏在は解消できないことを示している。医師の分布のジニ係数による経時的観察においても（一五二ページ）、医師が明らかに増加したにもかかわらず医師の偏在を示すジニ係数は不変か、あるいはやや悪化した。医師を大量に増産しさえすれば、地域の医師は空間的に適切な分布をする方向に変化するという仮説はあたっていない。医師の地理的偏在は、医師数のマクロ的指標とは別途に考えるべき問題であることを、青森と徳島の例は示唆している。

なぜ医師の地域偏在が起きるのだろうか。医師が大都市部に集中し、中小都市や郡部には行きたがらないという問題に関して、直接各年代の医師を対象とした調査がおこなわれ、二〇一七年に公表されている（厚生労働省医政局「医師の勤務実態及び働き方の意向等に関する調査」）。この調査は全国の医師を無作為に抽出し、一〇万人を対象としてアンケート調査をおこなったもので、一万五六七七名の医師から回答が得られた。その結果、実際には医師の四四％が、今後地方で勤務する意思があると表明した。二〇代の勤務医では、その六〇％が地方で勤務する意思があると回答した。地方で勤務する意思がある医師では、その勤務期間を問うと、二〇代は二－四年間を希望する割合が多く、三〇代以上は一〇年以上を希望する割合が高くなる。一方、地方で勤務する意思のない医師に対して、その理由を問うた。二〇代医師は、専門医資格の取得が都市部より困難になることを理由に挙げる割合が高く、三〇－四〇代医師では、子供の教育環境が充分得られないことを理由に挙げる場合が多い。また、どの年代においても、希望する内容の仕事をすることができないこと、労働環境に不安をおぼえることの二点が共通の理由として挙がっている。医師は若い時代には数年間、三〇代を超えるとそれより長期間、地方で医師として働くことを受け入れる可能性が充分にある。したがって、地方勤務を避けたがるような要因の中で、努力によってそれを除去したり緩和したりすることができれば、医師を地方に招聘することは可能となる。ただし、この調査では、地方勤務とは東京都二三区および政令指定都市、県庁所在地等の都市部以外において勤務することを指している。二次医療圏ごとの人口一〇万人あたりの医師数のグラフ（一五九ページ［図4］）に示したように、これらの都市部では、ほとんどの場合大学医学部付属病院が立地し、医師が人口一〇万人あたり三〇〇人を超えている。医師がやや過密になっている大都市部から、それに次ぐサイズの中都市を勤務地に選択することは専門医の取得にも不利にならず、子供の教育にも大きな支障のない場合が考えられる。医師の四四％が地方勤務を受け入れるという調査結果であっても、それがただちに医療過疎で困っている小都市や郡部の勤務を受け入れる意思があると理解するには多少問題がある。

この調査に先行して、二〇一四年の論文において、内藤祥・田中滋は医師一〇〇名に対するアンケート調査の結果を示している（内藤祥・田中滋「医師の偏在問題に対する医師の集約・派遣モデルの検討」『社会保険旬報』二五七八（二〇一四年九月一日）、一〇‐二二ページ、二〇一四年）。この報告では将来自分の出身地の近くで勤務を希望する医師が四五％と最多であったが、一時的であれば縁のない土地での勤務も構わないと考える医師も四二％であった。医師不足地域での勤務をするとすれば、適しているのは卒後五

－一〇年の期間であるとする医師が六二％だった。勤務の期間については、短期間巡回型や短期間滞在型を希望する医師が九〇％であった。医師が勤務地に求めるものは、診療技術の習得（特に優秀な指導者がいること）、自由な時間（業務のオンオフがはっきりしていること）、社会貢献（地域の住民に感謝されること）であった。この調査結果は、対象の医師の数が少ないという問題はあるものの、工夫次第では医師不足地域への医師の勤務を促す方策があり得ることを示している（この件は後でも述べる）。

この一五－二〇年の間に、大病院は医師数を三〇－四〇％増やしている。しかし、それに対比して、中小病院（特に一五〇床未満）は医師数をほとんど増やしていない（第2章八八ページ）。この傾向はすでに長期間継続しているので、中小病院の医師の平均年齢も徐々に高齢化していることになる。医師の地理的偏在に苦しむ中小都市や郡部では、基幹的な大病院は少なく、病床数一五〇床以下の中小病院が多い。医師の獲得という意味では、最も競争力のない病院だ。医師の地理的偏在の問題を改善するためには、このような中小病院での勤務を魅力あるものにしていく工夫が必要である。

医師の地理的偏在問題をどう解決できるか

前に述べたように、医師数に恵まれた県でも、医師が全県にわたっていきわたっているとはいえない。例えば徳島県では、県全体としての人口一〇万人あたりの医師数は三〇〇人を超え、数値だけから判断すれば、医師は充分な数が分布している。しかし、医師の大部分は大学附属病院のある県東部に集中していて、地域によっては深刻な医師不足の状態である。

医師が都市部を好み、都市部から離れることを歓迎しない傾向は国際的にも共通してみられる現象である。国全体の医師数が大きく制限されている状態であれば、この傾向は明瞭に現れる。しかし、医師数が充足してきて、都市部では医師の明らかな過剰が問題になるレベルに到達したとしても、何も対策を講じなければ医師の地理的偏在が解消することはない。では、医師の地理的偏在問題に対して、それを改善に向かわせる方策には、どのようなものがあるだろうか。

二〇〇四年に医師の初期臨床研修制度が導入されたときに、研修医はその研修先をマッチング制度によってみずから選択するようになった。この結果、大学病院での研修を選択するものが全体の七〇％から五〇％に激減した。それまでは卒業後に大学での研修を開始し、同時に医局にも加入し（入局という）、その後の勤務地を医局の「医師派遣」機能に委ねるという仕組みが広く採用されていた。医局は地域の医療ニーズを把握して、地域の中小病院にも医師を「派遣」し、地域医療を支えてきた面もあった。一方で、若手医師の希望しない病院にも、医局の事実上の強制力で医師を送りこむということもあった。しかし、この方法はすでに昔ほど有効に作用しなくなった。医局のかつての機能を再び復活して、医師の地理的偏在解決に役立てようという意見もある。しかし、医局の有無を言わせぬ人事機能というものは、有用な面・不都合な面の両方ともすでに過ぎ去りつつあり、有用な面だけを復活しようとしても、それは至難の業であろう。

政府の方から見れば、医師が適切な分布をしないのであれば、強制力をもって医師を配置するという対策がまず考えられるだろう。その方法には、医師を公務員化して、その定員を厳しく管理し、都市部から離れた地域にも医師を配置するという方法がある。そこまで厳しくなくとも、英国のようにプライマリ・ケアを担う総合医（ＧＰ）の数を制限して、一つの地域に過剰に集中しないようにする方法や、ドイツのように地方ごとに開業医の総数を制限する方法などがある。フランスの医療制度は日本に近く、患者には医師や医療機関選択の自由があり、医師には出来高払いによる診療報酬と自由開業制による診療活動の自由がある。専門医の養成数は診療科ごと、地域ごとに定数が決められている上に、病院は公的なコントロールのもとで地域ごとに病床数や医療機器が決められている。したがって病院の地理的偏在が起きにくい。一方で、自由開業医は、その地域ごとの数の制御はおこなわれておらず偏在がある。フランスの医療制度改革は、根本の制度が日本に類似しているため、参考になる点が多い。

欧米においても、国によっては医師の地理的偏在問題は深刻で、問題を解決するために何をすればよいかも研究されている。その対策についてもおよそわかっている（権丈善一『ちょっと気になる医療と介護』勁草書房、二〇一七年）。効果がある点においてエビデンスが認められるのは、つきつめて言うと、医師が地元出身者であること、総合医を養成すること、そして学生時代に地域医療の体験をさせ教育をすることの三つである。

医学部の立地する都道府県と同じ出身の医師（地元出身医師）は同じ都道府県で勤務する可能性が高い。ノルウェーの地方都市であるトロムソ（北部ノルウェー）に位置するトロムソ大学の一九七九年から一九八八年の卒業生について、出身地等を調査し、卒業後医師が北部ノルウェーに定着する率を評価した研究がある（Magnus JH, Tollan A: "Rural doctors recruitment: does medical education in rural districts recruit doctors to rural areas?" *Med Educ* 27 (3): 250-253, 1993)。ノルウェーの人口一〇万人あたり医師は四〇〇人を超えていて、医師の少ない国ではないが、医師の地理的偏在は深刻だ。トロムソ大学の医学部の卒業生のうち、北部ノルウェー出身者の北部ノルウェーへの定着率は八二％であるのに対し、南部ノルウェー出身者の北部ノルウェーへの定着率は、三三－四二％であった。つまり、地方で教育された地方出身の医学生は、卒業後、地元に定着する確率が高い。鮭が海を回遊して、生まれた川に帰還してくることにたとえて、医師が出身地に根付く傾向があるという考え方を homecoming salmon 仮説と呼ぶ。確かに仮説のような傾向があるようだ。

遠隔地・地方での医療従事者確保のためのＷＨＯガイドライン（二〇一〇年）でも、遠隔地・地方での医師確保に関して世界中のエビデンスを評価し、エビデンスに基づいた施策を推奨している。医師の地理的偏在解消のために有効だとするエビデンスが示されたのは、ここでも地方出身の学生を受け入れることとされている。

同様の傾向が日本の医学部卒業生でも表れている。厚生労働省がおこなった臨床研修修了者アンケート調査（二〇一五、一六年）によると、初期臨床研修が終わった後に、出身大学と同じ都道府県で医師として勤務する割合は、地域枠（後述）で入学した者では六八％であった。一方で、大学のある都道府県の出身者（地元出身者）では、同じ都道府県に勤務する割合は七八％と高く、地域枠の有無や奨学金の有無にかかわらず、地元出身者の方が地元に定着する率が高いことが確認された。一方で、出身大学が自分の地元ではない場合、初期臨床研修終了後には、自分の出身地に帰って勤務する割合が六〇％以上であった。日本の医学部卒業生にも、やはりhomecoming salmon仮説があてはまることになりそうである。

医学部入試が激化して難関となっているために、地方の医学部に関東や近畿圏の大都市部から学生が大量に流入している（江原朗「医学部医学科の所在地と入学者の出身地について」『日本医師会雑誌』一四二巻九号　二〇〇五-二〇一二ページ、二〇一三年）。医師の分布が医学部のない都道府県に不利にならないように、一九七〇年代に一県に一医大（医学部）が設立された。それぞれの医学部は所在地の近くの出身者が入学することを想定して設置されたものだ。しかし、入試はどこの出身者でも受けることができるし、よく準備した者が合格する。したがって、本来医学部所在地の都道府県で医師として定着することを期待される学生が充分入学せず、大都市部出身者が入学し、homecoming salmon仮説に従って卒業後大都市部に帰還してしまう。この傾向に対して、医師を地元に引き寄せる工夫が必要であった。

都道府県などが、卒業後にその都道府県内で一定期間勤務することを条件として、別枠で入学試験をおこなったり、奨学金を給付したりする「地域枠」の制度が二〇〇八年より導入された。この制度では、医学生は地域枠という別枠で入試を受けて入学し、卒後一定の期間地元の医療機関で勤務することを条件として奨学金を受ける。しかし、入学後に地域枠の選抜を受ける場合、奨学金の貸与が伴わない場合、卒後の義務を厳しく負わせない場合など、その制度の内容はさまざまであり、一種類ではない（全国医学部長病院長会議『平成二七年度地域枠入学制度と地域医療支援センターの実情に関する調査報告』二〇一六年）。二〇〇八年以降、医学部定員が増加するとともに「地域枠」は拡大している。二〇一六年度では、七九医学部中、七一校（九〇％）で地域枠を設定していて、地域枠の総数は一六一七名（全医学部定員の一七・五％）となった。その中には大学の位置する都道府県の出身者、その近隣の都道府県、へき地などの特定の出身者を応募資格とする「地元枠」の学生が七八三名（地域枠の四八％）含まれている。前述のように、地元出身者が地元に定着しやすいことから、今後地域枠のなかでも地元枠を強化することが必要となるだろう。すでに地域枠の卒業生で、初期臨床研修を修了した者が相当数出はじめていて、今後の地域医療への貢献が期待されている。卒業生が本格的に出はじめたのが二〇一四年であり、初期臨床研修終了者はその二年後から医療の現場で活躍をはじめる。本制度が今後医師の都道府県レベルでの偏在の解消に大きく貢献することは充分期待できるが、医療過疎地域に定着し、医師の地理的偏在解消に本格的に貢献することになるのか。今後の長期的な経過を見る必要がありそうだ。

専門医制度が日本専門医機構のもとに標準化された制度として二〇一八年度から開始される。新しい制度では基本診療科一九科の専門医を取得し、その上でさらに専門性の高い分野の専門医をめざす仕組みになっている。この基本診療科の中に、新たに総合診療専門医が組み入れられ、その専門医教育が始まろうとしている。総合診療医の養成は医師の偏在問題を解決するもう一つのカギだ。どのような学問領域でも、著しい進歩と専門分化の結果、一人一人の専門家が担当できる範囲はどんどん狭くなり、それぞれの専門領域が分断化されて、患者の全体像を診ることがむずかしくなってきた。担当する専門分野の得意とする病気に純粋に限られるのであれば、専門家はすばらしい力を発揮できる。しかし、自分の専門外の問題に関しては診療をすることがむずかしい。病気をどんどん専門分野ごとに分類していくと、どの専門家が診るのが適当かわからない場合や、もともと複数の病気を併発していて、一つの専門の診療科では対応できない場合などが起きてくる。がんに対する高度な治療能力を誇るセンターの患者が、がんの治療中に心筋梗塞やくも膜下出血を起こしたら、お手上げになりかねない。どの専門家が担当するべきかはっきりしない症状で悩んでいる患者は、どの科で診察をしてもらえばよいか見当もつかない。専門家は自分の専門領域の病気ではないと思えば、もうそれ以上の治療を続けることはできない。

このような問題は、高度に専門化した大きな病院でも起き得る。しかし、医師の数の少ない地域では問題はもっと深刻だ。もともと医師の数が充分ではないので、そこに高度に専門化した専門医を取り揃えようとしても、それはできない。また、高度なトレーニングを受けた専門医がそこに赴任して、今まで診療したことのない患者を治療したり、慣れない手つきで専門外の診療機器を操作したりするのはあまり望ましいことではない。このような医療の状況を解決し、患者にとって最も適切な医療を提供することができるのは総合診療専門医だ。総合診療専門医は日常的に見られる病気やケガに対して、適切な初期的な診療ができて、さらに必要な場合は専門医に紹介することができる医師である。また、患者の健康状態の全体像を把握して、病気の予防から病後の介護、そして看取りに至るまでの活動に取り組むような医師でもある。このようなトレーニングを受け、その能力のある医師が、住民の近くにいて「いつでも、どこでも、だれでも」医療を受けられるようにすることが地域医療の理想である。

広域の市町村合併が進む前の時代では、それぞれの自治体が個別の病院を設立して、医療を提供する体制づくりが進められた。小さな市町村であっても、それぞれ自分たちの病院を持つことが首長選挙の

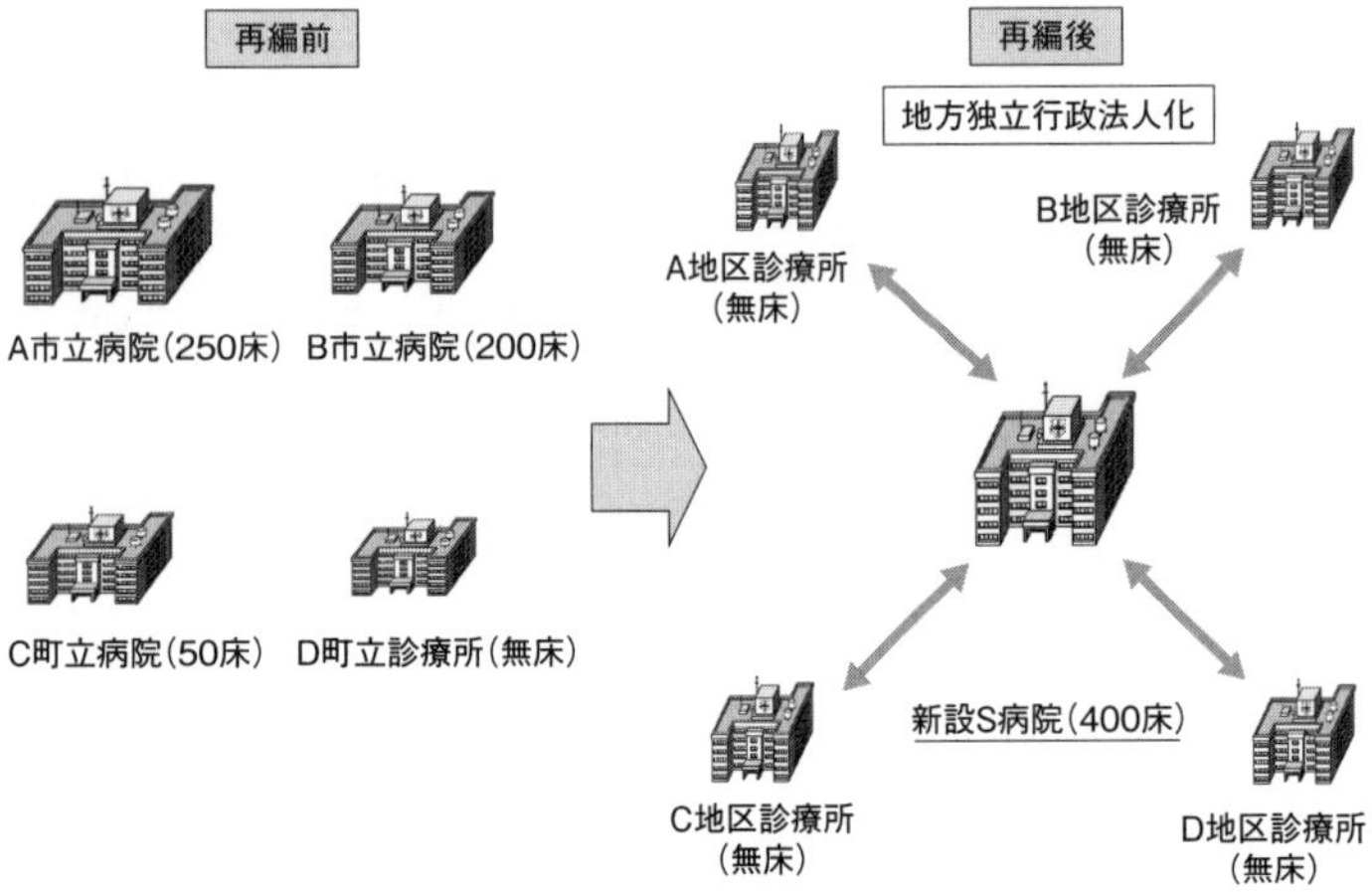

図5　公立病院改革の方向

出典：公立病院改革ガイドライン　平成19年12月総務省自治財政局長通知.

大きな争点になったりもした。結果として、全国に中小の自治体病院が乱立することになった。医療が高度化し、医師の業務も専門分化して複雑化すると、最新の医療を小規模病院の少人数の医師で継続することは難しくなり、中小の自治体病院は経営も悪化して慢性的赤字で苦しむことになった。それを助けるために多額の地方交付税が自治体病院に交付されている。この非効率な現状を解決するため、総務省は改革ガイドラインを公表している。その中で、市町村合併の進行とともに、自治体病院の機能を集約し、周辺の医療機関を小規模で小回りのきく小病院や診療所に組み替えていく改革を提案している。例えば［図5］のように四つの自治体に分散していた医療機関を、機能の集約された大規模病院に統合し、中央の病院は高度の医療と教育機能を有し、それと関連する周辺の診療所は中央の病院と密接に協力しあって、全体としての地域の医療を効率がよく質の高いものに改革するという方向だ。そして、このような医療機関のなかで、総合診療専門医が地域の診療所において力を発揮するものと期待されている。

総合診療専門医が順調に育ってくれれば、彼らは地域の医療を担当するとともに、初期臨床研修医や若手の内科研修医に対して、総合的な立場での医療の実地教育を担当できるし、若手の医師に地域での医療の体験を積ませることによって、より多くの医師が地域医療に参画する道をめざすようなロールモデルとなっていくことも期待されている。

以上のような方策の組み合わせによって、より多くの医師が従来医療過疎の状態に置かれていた地域に医師として参入してくることになるだろう。しかし、地域枠の医師の中からは、まだやっと初期臨床研修を修了した学年が出はじめたところである。そして、総合診療専門医のトレーニングは二〇一八年にスタートすることになったばかりだ。今後中長期的な経過を見て、それぞれの制度の評価をおこなった上でなければ、その長期的な効果はまだわからない。その間にも、医師の地理的偏在は続いていく。これまで述べたような方策に加えて、確実に医師の地理的偏在を改善できる方法を考えなくともよいのであろうか。

ある程度医師の地理的偏在の緩和に役に立つような制度を、一部導入するということは考えられる。例えば一定の期間（二年程度）大都市部以外で勤務することを、保険医登録の要件にする方法や、公的病院の管理者（病院長）になるための要件にする方法などが可能な案として提案されている。しかし、その実現のためには、ある程度の新たな規制を医師が受け入れることが必要となる。日本もフランス同様の自由開業医制度の伝統が強く、医師の勤務地に制限を設けたり、強制的に配置したりすることには反対意見が強い。都道府県知事などの公的な立場で、医師の配置を法令によって強制的に上からコントロールすることは、副作用も強く、強制的に配置された医師が果たして有効な力になりうるのか未知の部分も多い。医師が自らの選択によって地方勤務に赴きやすい状態にすること、学会などの医師団体がプロフェッショナル・オートノミーによって医師の偏在を緩和するような対策を講じることなどが可能ならば、それが一番望ましい。ただし、地方勤務の経験を有することを、国や地方自治体の病院、日赤・済生会などの公的病院の管理者（病院長）になる要件とするというような、より緩やかな方策は実行可能の方策として充分考える余地がある。

これまでの医師に対するアンケート調査でも、前述のように、一時的であれば出身地とは異なる所で働いてもよいという医師は少なくない。出身地とは異なり、また都市部ではない場所であっても、一定期間に限定して勤務することを多くの医師が受け入れる可能性がある。しかし、それには医師が納得して赴任することが肝要だ。都道府県がリーダーシップを発揮し、指導を行う医師をへき地医療拠点病院に手厚く配置することで、しっかりした教育体制をとることができる。都道府県が県内の大学医学部に寄附講座をつくり、大学の教員を地域の病院に指導スタッフとして派遣してもらい、医療現場での教育を充実するような方策を採用している都道府県もある。

地域に派遣される医師には、きわめて多忙な都市部の急性期病院から、より時間に余裕のある場所で勤務し、ワークライフ・バランスを充実させることを期待する場合もある。医療過疎地に赴任した医師に、一年三六五日にわたって地域住民の保健医療に関する役割を何から何まで押し付けるのも無理な相談だ。医師の業務の一部を看護師などの職種と分担し、チームワークの中で地域を担っていくという方向も重要である。そのような役割を担えるトレーニングを受けた特定看護師も育成されつつあり、将来果たす役割が大いに期待される。医療機関の経営形態について考えることも重要である。医療過疎地において、医師個人が経営リスクを全て背負って個人の診療所を開設し、地域の医療を全面的に担当することを期待するのは無理だ。このような諸問題を一つずつ解決して、医師が赴任しやすい医療機関を工夫するのも、今後地方自治体に課せられる役割だ。

医師の診療科偏在

医師の数がどのくらい必要かという問題に対して、人口一〇万人あたりの医師数という数値目標を考えた。しかし、実際には都道府県単位での人口一〇万人あたり医師数が充分であっても、もう少し小さなエリア、例えば二次医療圏ごとに考えると、ある二次医療圏には医師が集中し、離れた二次医療圏は医療過疎に苦しんでいるという地理的偏在の問題が避けられない。

二次医療圏において、人口一〇万人あたりの医師数が充分であっても、医師の診療科ごとのバランスが取れていなければ、適切な医療を提供することはむずかしい。例えば、産科医や小児科医の決定的な不足、救急医や外科医、麻酔科医の不在のために、出産や夜間救急、緊急手術などができないというようなことが起きる。これが医師の診療科偏在の問題だ。

ところで、全ての病院において、全科の専門医がびっしりと揃っていなければならないということはない。人口が少ない地域に、救急はもとより、心臓や脳の専門医、がんの専門医を充分に揃えることをめざすのは現実的ではない。もしそのような専門医を揃えることをめざすならば、それに伴い、麻酔科医や放射線科医、病理医が必須となり、最新の高額な診療機器も揃えておかなければ意味がない。最新の医療を支える多数の医療スタッフも必要になる。しかし、その地域にはもともと人口が少なく、したがって患者数も少ない。全科の専門医が診療するだけの症例がない。専門医にとって、専門領域の症例があることは必須条件だ。症例があれば、日々診療を続けることによって自分の専門医としての知識や技量が維持でき、若手医師の教育をすることができ、腕をふるうことができる。そうでなければ、毎日何のために病院に勤務しているのかさえわからなくなる。それに、病院の経営は患者が診療を受けに来てくれて、外来も病棟も仕事をしているということで支えられる。もしそうでなければ病院の経営があぶなくなる。自治体がその病院の経営の責任を負うのであれば、毎年毎年多額の公的資金の援助が必要になる。このような病院が長期的に持続できるわけがない。

必要なことは、通常の疾患や外傷であれば、近くの医療機関に入院し治療できる環境が整えられることだ。「近く」とは、必ずしも距離的な近さではない。例えば高速道路を使用して病院に搬送できる場所や、場合によっては救急ヘリコプターで救急搬送のできる場所であれば、その場所は医療機関が近いと考えることができる。

二次医療圏では、一体として必要な入院医療が提供できることをその条件としている。「一体として」

とは、その二次医療圏内の医療機関のそれぞれが、全ての診療科が揃っているわけではなくても、それぞれが得意な守備範囲をもって、協力しあえば必要な入院医療がカバーされるという意味だ。このような観点から、二次医療圏内の医療機関のあり方には、いくつものタイプが考えられる。二次医療圏の中に、非常に強力な基幹病院があり、そこではほぼ全ての医療の範囲をカバーしていて、その病院と協力しながら、二次医療圏内の他の病院や診療所が運営される場合は、協力関係さえよければ、良好な医療のアクセスが持続される。二次医療圏内に、複数の医療機関があり、そのどれもが全領域をカバーするものではなく、ある病院は循環器疾患や脳卒中に強く、別の病院はがんに強く、またもう一つの病院は周産期と小児医療に強いというような場合も充分ありうる。このような状態で安定して医療が持続できれば、この医療圏でも医療のアクセスは良好だといえる。

しかしながら、主要な疾患の全てにおいて、それを治療できる医療機関を配置し、専門医をそこに置くというようなことが、いかに困難なことであるかは、全国の各地域の医療機関へのアクセス時間をビジュアルデータとして表示すれば、実によくわかる（例えば「傷病別カバーエリア／基本版 Tableau Public」一六三ページ）。主要な疾患別に見ても、個々の地域の医療機関へのアクセスはまだら模様である。ある病気の場合にはすぐ近くに病院があり、別の病気では、その同じ場所から短時間にアクセスできる病院がない、などということが日本全国で観察される。できるだけ大多数の住民にとって、主要な各疾患ごとに医療のアクセスが一定の範囲内に収まるようにすることは、困難ではあるが、それぞれの地域が工夫をして改善していくべき課題である。

わが国の全体でみると、小児科医、産科医、救急医が不足しているといわれて久しい。病理医も決定的に不足しており、また新規参入が少ないために、高齢化が進んでいるとも心配されている。不足が心配される各診療科では、若手医師が新たに参入してくるように、その分野のやりがいや学問的な面白さを訴えて、さまざまな努力をしている。しかし、各診療科の努力や工夫だけでは、その効果は限定的である。医師が将来の専門分野を決めるのは、従来は医学部卒業の時点であったが、二〇〇四年に二年間の初期臨床研修制度がスタートしてからは、卒業の時点で志望していた診療科から、別の診療科に進路を変更する場合も少なくない。二年間の研修の間に、いくつかの診療科の勤務の実態や、そこで働く先輩医師の姿を見て、研修医は以前より厳しい目で進路となる診療科を選択するようになったといわれる。より多くの情報を与えられた上で、自分で選択をするのであるから、それ自体はわるくはない。しかし、選ばれにくい診療科としては困ったことになる。若手の医師が新たに入ってこなければ、現場の担当者はますます仕事が厳しくなり、勤務時間も長くなりがちである。時にはあまりの激務に「燃え尽き」てしまい、その診療科を辞めてしまう者も現れて、事態はますます悪化する。このような悪循環のサイクルに入ると、医師は休みなく働くことになり、医療の安全という面でも状況は悪化する。もともと救急患者や重症患者を多く抱える診療科にこのような悪循環サイクルが発生しやすく、問題が大きくなりやすい。また、地域の医療に必須の救急、産科、小児科などにこのような問題が起きた事例が全国的にも数多く知られている。

このような悪循環を断ち切るためには、若手医師の進路として選ばれにくい診療科がなぜ発生するのか、という根本の問題に立ち返る他はない。選ばれにくい科は、労働時間が長く、夜間の救急が多く、訴訟のリスクも高いことが多い。しかし、病院の勤務医であれば、いかに激務の診療科の医師であってもその処遇の原則に特別の違いは少ない。労働時間が短く、夜間の救急もなく、訴訟のリスクの低い診療科の医師と同一の俸給基準によって給料が支払われる。最近はきちんと支払われるようになる傾向にあるものの、時間外勤務や休日勤務に対する報酬の仕組みも充分とはいえなかった。このような問題は、病院全体として取り組むことに加えて、国も予算措置を伴う対策を講じないかぎり、解決は困難である。例えば、産科では一人勤務の施設を集約化して、交代で勤務するよう学会主導で取り組まれている。医師がおこなってきた業務の一部を他職種が分担して、医師の負荷を軽減する方法も採用されはじめている。また、医療行為を医師の包括的な指示のもとに実施できる特定看護師の制度もはじまった。訴訟リスクについては、無過失賠償制度が導入され、訴訟を受けた医師の時間的・心理的なストレスを軽減できるようになってきた。医師の激務を緩和するために、診療報酬に休日・時間外・深夜の加算ができる制度も、一部の病院に導入されている。このように選ばれにくい診療科に、より多くの若手医師が参入するような工夫がされてきたことは事実である。しかし、小児科、産科、救急などの診療科に医師が充足されたという状況には至っていない。

医師の地理的分布に関しては、条件によっては再分布を起こし得る可能性のあることは、前に述べた通りだ。ところが、医師は、卒業後の早い時期点で自分の専門とする診療科を選択した場合、容易には診療科を変更しないし、またできにくい。例えば眼科や耳鼻科のような専門的な技術を伴う診療科の医師が、簡単に眼科から耳鼻科へ、あるいは耳鼻科から眼科へ専門を変えるということはできない。したがって、日本全国という観点からは、それぞれの診療科で何人の医師を養成するのがよいのか、目安が必要である。実際には、どの診療科にとっても、自分の診療科は医師が余っているという状況はよほどのことがない限り発生しない。したがって、それぞれの診療科が養成するべき医師の目安を示し、それを全部足し算すると、医師養成総数の二倍になる、というようなことが起こり得る。それぞれ個別の学会が医師養成の目安を出して、それを目標にすることは現実的ではなさそうだ。ただし、全国的に見て、例えば産科や救急の医師が足りないという、その切実さをより客観的に測定する指標のようなものを作成し、その指標を目安に各診療科の医師不足の程度を算出することができれば、どうだろうか。それを用いて、診療報酬上の支援、各種手当の増額、医師を支援するスタッフの増員、医師の集約化、その分野の専門医プログラムに参加する医師への支援などの方法を講じることは可能だろう。そのためにも、診療科偏在の問題に関してその深刻さをある程度客観的に表示できる指標を工夫する必要がある。

地域医療とプライマリ・ケア

日本は医師の自由標榜制を認めてきた。医師免許を取得した後に、どの診療科の医師であると標榜することは医師の自由な判断に委ねられている。自信があれば、卒業間もない医師が心臓外科や脳外科の医師と称しても、それ自体は違法でない。ただし、専門医のトレーニングも受けず、専門医試験に合格してもいないのに、心臓外科専門医などと自称することは禁じられている。

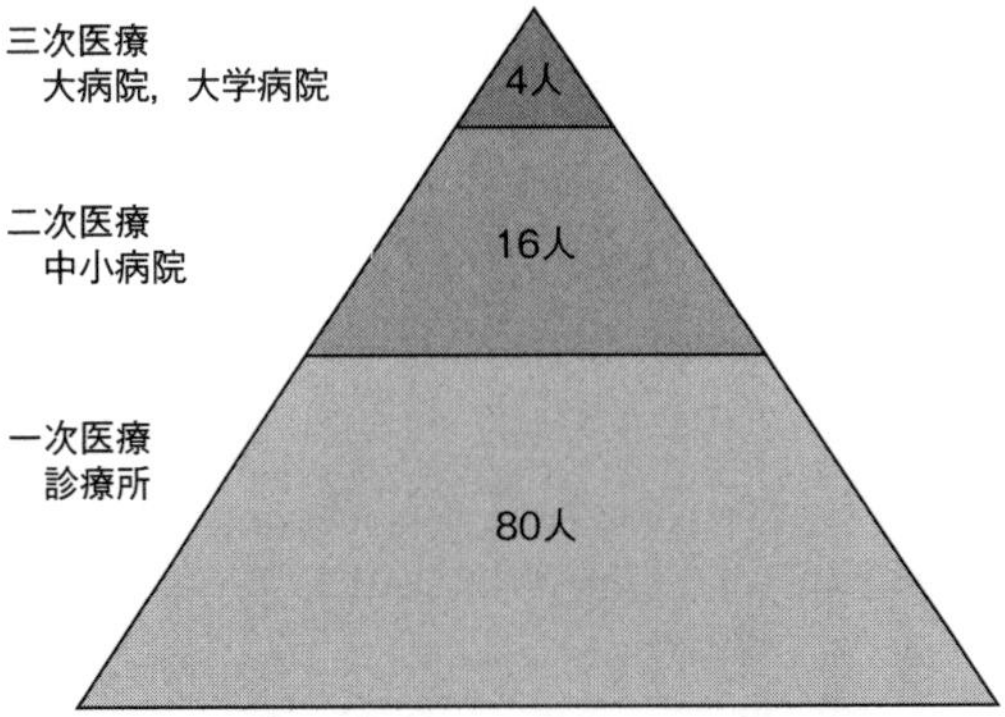

図6　患者100人はどの医療機関にかかるのが適切か

注：大病院や大学病院での医療を必要とする患者は限られる．医療を一次医療，二次医療，三次医療に区分すると，100人の患者のそれぞれの分布は図のようになる（図は8-9割のうち，8割の場合の数）．いかに一次医療の患者の医療システムをつくりあげるかが，地域医療の課題だ．

出典：葛西龍樹『医療大転換——日本のプライマリ・ケア革命』ちくま新書，2013年を参考に作成．

自由標榜制については、医師が自らの力量をよく知った上で、自信のある診療科を標榜するのであれば、それを許容すべきだという意見もある。しかし、国民の側から見ると明瞭な裏付けもない標榜制度というものが、信頼して医療を受けるために充分なのかどうか、という点では、問題があるといえる。医師の診療科は今後だんだん日本専門医機構の認定する専門医の方にシフトしていき、医療の質が保障される標榜になっていくものと思われる。

専門医制度が広くいきわたって、国民の信頼を勝ち得るようになっても、日本の医師の働き方には、欧米の医師と大きく異なる特徴がある。欧米の専門医と違い、一つの専門分野でリタイアするまで働き続けるというよりは、年齢とともに働き方を変えていき、元気である限り医師として働くというのが、日本の医師の特徴である。多くの病院勤務の医師は六〇歳に近づくにつれて、病院の経営や管理運営に関与する割合が増えるし、それまでやってきた手術や大掛かりな検査などをおこなう回数は少なくなり、それよりは外来などの医療を担当することが多くなる。これまで病院で勤務していた医師が、診療所の医師として、これまでの標榜診療科名を、例えば外科から内科に変えてしまうこともある。今後専門医制度が一般化したとき、この傾向がどうなるのかは不明である。

医療を必要としている状態を分類すると、診療所などでかかりつけ医や総合診療医に健康全般について診療を受けるべき一次医療（日常的で身近かな病気やけが）と、地域の病院（中小病院のことが多い）を受診するべき二次医療（入院を伴うような病気やけが）、そしてより高度な診療を受けるべき三次医療（高度の技術や設備を必要とする医療）とに分けられる。医療を必要とする患者全体の八－九割は一次医療に割り付けられ、残りの八－九割が割り付けられるのが二次医療である。そして、最後に残る全体の一－四％程度の患者が大病院や大学病院での医療の対象となる（葛西龍樹『医療大転換――日本のプライマリ・ケア革命』ちくま新書、二〇一三年）［図6］。つまり、患者の大部分は、患者を日ごろからよく知っていて、健康状態を把握しているかかりつけ医や総合診療医が診療をする。そこでおこなわれるべき医療はプライマリ・ケアである。個々の医学知識や医療技術は最高度の大学病院の専門家のレベルではないにしても、患者の生活環境や職業環境をよく知っていて、患者の既往歴、家族歴も承知したプライマリ・ケア担当医が、幅広い医学的知識によって全身の健康管理をする。このような活動によって、大病院や大学病院の医師が、自分の専門領域により多くの時間を割く。お互いに最も得意とする医療を担当する。結果として、医療資源が最も効率よく使用されることになる。医師の診療科偏在の解決のためには、地域医療においてプライマリ・ケアを担当する医師がもっと増えて、広い範囲の医療をカバーできるようにするのが、重要な戦略である。

【コラム　ジニ係数】

ジニ係数とは、不平等度を示す指標であり、所得の不平等度を表すのに用いられる。完全平等（すなわち全ての人が同じ所得の状態）のときに〇・〇となり、完全不平等で全ての人のなかで一人だけが全部の富を独占した状態では一・〇になる（橘木俊詔『新しい幸福論』岩波新書、二〇一六年）。

ジニ係数は所得の不平等度の国際的比較や、その年次経過を示すときに用いられる。表はＯＥＣＤの統計による加盟諸国のジニ係数だ。先進諸国のなかでアメリカとイギリスはきわだって所得の格差が大きく、不平等な国だ。これよりジニ係数の大きな国はＯＥＣＤ加盟国全体の中ではチリとメキシコしかない。日本も不平等度がかなり大きな国だといえる。

ジニ係数は所得だけではなく、さまざまな不平等度の比較に使用できる。

表 2　OECD 諸国の所得格差を示すジニ係数

アメリカ	0.394
イギリス	0.358
日本	0.330
イタリア	0.325
カナダ	0.322
韓国	0.302
フランス	0.294
ドイツ	0.292
オランダ	0.283
スウェーデン	0.281
フィンランド	0.257
デンマーク	0.254
ノルウェー	0.252

出典：OECD 2014 or latest data.

第5章　医師数の問題をいかに解決するのか

実証的データに基づく医師数のコントロール

国が資格試験をおこない、ライセンスを与える職種の多くでは、その職種の名前を独占的に使用し、また担当する業務を独占することができる。したがって、その職種に就くためには、一定レベル以上の教育と研修を受けていることを確認する必要がある。そうしなければ、その職種の質が劣化する。質の劣化を市場的な競争だけでは維持することができない。これが政府による養成数の規制を認めてきた理由だ。

前述のように、わが国の医学部の一学年あたりの学生数は約九〇〇〇人で、その四〇％（三六〇〇人）が私立大学医学部、残りの六〇％（五四〇〇人）が国公立の医学部の学生だ。医師養成における私立大学の役割は国公立とほぼ肩を並べるレベルになっている。また、一九七〇年代に新設医科大学として出発した私立の医学部も、創立から四〇年以上が経過して実力をつけてきている。国公立と私立の医学部が並び立って、医師養成をおこなっているのが日本の大きな特徴だ。

これに対し、西ヨーロッパ諸国では医学部のほとんどが公的教育機関である。したがって、西ヨーロッパ諸国では、政府による制御も採用可能な現実的政策だ。しかし、実際に政府が医師数をコントロールするといっても、それはいうほど容易ではない。西ヨーロッパ諸国が医師数の制御に成功しているかというと、必ずしもそうともいえない。

一方、私立の医学部が大部分の米国では、医師数を政府がコントロールするべきではないとする考え方が強い。その一方で、学会等の医師団体が自主的に専門医数の制御をおこなっている。米国の臨床医は専門医を取得することが当然の流れになっていて、専門医数を比較的厳格に規制していることから、医師数は少なめに抑えられ、それぞれの診療科ごとの医師数も比較的安定している。それに対して、医師の業務をサポートする職種が非常に発達しているのも米国の特徴だ。

日本の医師養成は六割が国公立、四割が私立の医学部においておこなわれている。この現状を前提にすると、政府の規制だけで医師の養成数をコントロールできにくいし、また私立大学に対してコントロールをどの程度おこなうかについても問題が多い。一方で、学会や医師団体が医師数について直接自主的にコントロールするだけの権限もないし、歴史的な実績もない。日本における医師数のコントロールには、医師の総数のコントロールに関しても、医師の地理的な分布のコントロールにしても、それぞれの診療科ごとの医師数のコントロールに関しても、むずかしい面が多い。

教育や人材の育成について、国が過度に口をさしはさむことは望ましいことではない。教育者の自由な創意が尊重されなければ、新しい時代を築く人材を育てられないからだ。この考え方を、国家ライセンスを要する職種にまで徹底して拡張して、教育者の自由を最大限尊重するならば、むしろ一定の要件を満たす設置申請者には養成機関の新設を全て認可するべきだということになる。そのようにして国家ライセンスを要する職種の養成をおこなうことになれば、その職種の従事者の数は市場的な制御に委ねられることになる。すなわち、過剰に養成すればその職種の価値が下がり、報酬も低くなって、新規の参入者が減少し、結局長期的にはほどよい数に自動的に制御される。このような市場メカニズムを信頼するならば、教育者の自由を尊重する方法もわるくはない。しかし、実際にはこのような市場メカニズムは有効に働かない。

設置者の自由を尊重して設置を認可されたのが、例えば法曹教育のための法科大学院だ。その結果は、想定をはるかに上回る定員が認可されることになり、司法試験をめぐる状況は大きな混乱に陥った。規制が撤廃されると設置者が殺到し、雨後の筍のように養成機関ができる。そこに学生が殺到して必要数を大きく上回ることになる。設置者も学生も現状を冷静に見てすぐに合理的な判断ができるのであれば、学校が出来すぎていると思うと設置者は直ちに計画をストップするだろうし、学生もそんな学校に行きたいとは思わなくなるだろう。しかしそのような市場的な自動調整は利かず、経済のバブル景気と同じことになる。結果として、学校を卒業して資格を取得したとしても就職先がないなどということが発生し、どこかの時点で養成機関の多くが欠員だらけになる。過剰な資格取得者が生まれて、失業や貧困の問題が起きる。これもバブル景気の場合と同じだ。このような問題が発生し、あまりにも無駄なエネルギーが浪費されることを防止しなければならない。過去の歯科医師、弁護士（法曹）、公認会計士などの養成の混乱の歴史に学ぶべきことは多い。

このような問題の発生を防ぐには、賢明な政策決定が必要となる。政府が何から何まで規制をするのでもなく、市場的コントロールをただやみくもに過信するのでもない政策立案が必要だ。そのためには、過去の事例の実証的研究を踏まえた、冷静なデータの集積が必須である。将来の必要医師数の予測は容易なことではなく、ましてや医師の地理的な分布や診療科ごとの医師の分布を予測し、その制御を図ることは困難な作業だ。しかしながら、やはり過去の事例や実証的データに基づく政策立案をめざしていくことが最も合理的な選択肢であることは論をまたないだろう。

一方において、合理的予測に基づいて長期的な計画のもとに医師養成計画を立案する場合、実際に実施される政策は地味で、劇的な短期的成果に乏しいことが多い。わが国の場合、実際に医師の養成数を増やす、あるいは削減する、という判断がなされるには、一定のレベルを越える政治的エネルギーが必要となる。少なくとも過去の実例はそうであった。医師が足りない、足りないという現場の強い要請を受けて、さまざまな政治的せめぎあいの中で、政府が最終的に判断をする。その場合、短期的に解決が図れるような劇的な政策が選択されることになりやすい。医師を増やすときには急発進のアクセルが踏み込まれるが、減らすことになった場合にはブレーキは非常に利きにくい。そのようなわが国のこれまでの経験を充分念頭に置いておく必要がある。

医師数の問題で今何が重要か

地域の住民にとって、医師数の問題とは何なのだろうか。何が重要な課題なのか。さまざまな観点から医師数について考えていくうちに、やはりこれからの医師数のコントロールに関して、医師の偏在問題の解決が何よりも重要な課題ではないかと考えるようになった。医師が非常に少ない状態にあれば、ともかく全体の医師数を増やしていかなければ何事もはじまらない。医師数を一定の目標値に向けて増やしていくことは、よい医療が実現できるための必要条件だ。しかし、第4章で述べたように、数さえ増えれば、その後には医師が適切に分布して、自然に全国的に過不足なく医療が提供されるかというと、そういうわけにはいかない。医師数が増えても、別途の偏在対策が欠如している状態では、都市部に医師の集中が進行するだけで、医師不足に悩む地方に医師が自動的に再配置される可能性は少ない。医師数のマクロ的な目標値が充足されることは、よい医療を実現するための十分条件とはならないのだ。

地域に住む住民の立場からは、その地域に必要な医療を受けることのできる医療機関があるのか否かが大問題だ。医師が地理的に偏在をしていて、大都市部には大勢いるが、そこから離れた中小都市や郡部には不足しているという状態は至る所に見られる。この問題を解決しなければ、医師の数の問題を解決したことにはならない。医師の地理的な偏在、あるいは診療科における偏在の問題は、医師数の問題において、当面の最大の課題だ。それを解決できなければ、医師が人口一〇万人あたり三〇〇人をはるかに超えるほど増加する日が到来したとしても、医師が足りないという声が止むことはないだろう。

医師の全国的な絶対数が決定的に不足していた第二次世界大戦直後の状況や、国民皆保険が実現して一〇年ほど経過し、医療の需要が爆発的に増大した一九七〇年代には、医師の絶対数を急速に増加させる政策が採用された。第二次世界大戦直後には、七万人余りの医師が軍役から帰還して医師数を充足させた。一九七〇年代の医師不足には、政府が一県一医大構想によって急速に医師養成数を増加させ、問題の解決にあたった。この後、約四半世紀にわたって医師の養成数は固定化され、変化をしなかった。二〇〇〇年に入って、再び全国において医師不足問題が顕在化し、新聞が「医療崩壊」と呼ぶほどの混乱が生じた。この結果医師養成数は約七六〇〇人から九四〇〇人まで大幅に増やされた。このときの学生定員の増員は、全国で一六〇〇人を超える地域枠学生が含まれているのが最大の特徴だ。地域枠学生の先頭集団は、すでに医師になって現場で活躍をするようになった。まだそうなってからの日も浅いので、確実なことまではいえないが、近い将来地域医療の問題の深刻さを緩和できる戦力となるだろう。二〇一八年から始まる新しい専門医制度ではじめて導入される総合診療専門医の養成プログラムも、地域医療の問題解決に大きく貢献することが期待できる。地域枠の拡大や総合診療専門医の養成は、単に医師総数を増加させるということだけではなく、いかに医師の地理的偏在問題に対抗して、中小都市や郡部における医療を維持していくかという観点が盛り込まれている。採用された対策によって、来年には問題が解決するというわけではないが、五－一〇年という期間ごとに評価をすれば、問題の改善に向かっていくことが充分期待できる。

二〇一五年一〇月から、看護師の特定行為研修制度がはじまった。看護師がこの研修を受けると、医師の手順書に従って専門性の高い二一区分三八種類の医療行為ができるようになる。これまでも、医師の指示に従って看護師が同様の医療行為をおこなうことは許容されてきた。しかし、看護師がそのような医療行為をおこなうことが必要だと判断しても、これまではそれぞれの個別の医療行為について、医師の指示を待つ必要があった。特定行為の研修を受けた看護師は、手順書に記載された内容に従って、患者の容体に応じて自分で判断し、迅速な措置ができるようになった。例えば、気管カニューレや胃ろうカテーテルの交換、インスリンの薬剤投与量調整による血糖コントロール、脱水と判断された場合の点滴による水分補給などができるようになった。今後の高齢社会では、医療行為を必要とする診療の現場は病院や診療所だけではなく、患者の自宅や介護施設など、ますます多様化する。そのような現場に常時医師が常駐することは現実的ではなく、看護師が医師と協力しながら大きな役割を担えるようになると期待されている。このような仕組みも医師の偏在と医師不足問題を緩和するために大いに貢献するであろう。

医師不足問題に対して、その処方箋は「医師の総数をもっと増やす」ということだけが中心になるのではなく、「医師の偏在をできるだけ緩和する」方法を採用することが今後ますます重要となる。その方法には、大都市部だけではなく、中小都市や郡部、あるいは医療過疎地域での医療を担当する医師を意識的に育てること（地域枠制度）、地域において日常的に遭遇するさまざまな疾患に対処できる総合的な診療能力の高い医師を数多く養成すること（総合診療専門医）、地域の診療を医師だけに委ねるのではなくタスク・シフティング、ワーク・シェアリングなどの手法によってチームで担当していくこと（看護師の特定行為研修など）などの施策がすでにはじまっている。一定の時間が経過すれば、地域医療の大きな力になっていくことは間違いない。

二〇一八年四月より日本専門医機構による新しい専門医制度がはじまる。医師免許を取得した医師は、二年間の初期臨床研修の期間に、将来専門とする分野にかかわらず、日常診療において多くみられる負傷や疾病に関して、基本的な診療能力を身に付けることをめざす。この期間に続いて、専門分野を担当する医師になるには、専門医制度のもとで研修を受けることになる（第3章一四二ページ参照）。専門医制度自体はそれぞれの専門分野の医師の数や分布を制御する役割を負ってはいない。しかし、専門分野における医師の分布に大きな偏りができる問題（医師の診療科偏在）に無関心というわけにもいかない。米国では専門医の養成数についても専門医制度が大きな役割を演じている。これは一〇〇年を超える制度の歴史の中で、時間をかけて構築されてきたものだ。日本では、例えば産科、救急、外科などの専門医の数が不足しているといわれている。この問題を専門医制度によって制御しようとすれば、医学部を卒業して医師となる人数が毎年限られているわけだから、専門医の数が過剰と考えられる診療科の養成数に制限を加える他には方法がない。しかし、これは容易なことではない。実際、自分が担当する診療科ではすでに医師過剰であるということを表明するような診療科はまずない。したがって、最も医師不足が深刻な診療科の養成数を例えば前年度より一〇％増やし、その他の診療科では養成数を前年度実績で制限するような方法が考えられる。ただ、実際にはそのような医師数の過不足の判断を誰がするのか、合理的な判断が可能なのか、という疑問も多い。もしこのような方法を専門家の集団である各学会が受け入れない場合には、政府が診療報酬に傾斜をかけて、不足している診療科の診療報酬を増額するなどの方法を採用することもできる。あまり好ましい方法とは思えないが、診療科ごとの医師不足問題がきわめて深刻な場合には採用することになる可能性がある。

医師不足と医師過剰の問題は、長期的視野に立って、持続的な対策をとることが必要である。都道府県が中心となって医師を招聘し、地域の医療機関を充実させることが重要だ。医師が喜んで赴任できるような教育研修体制の充実や勤務環境の改善を怠りなくおこなう必要があることはいうまでもない。その他に、同じ二次医療圏の中の基幹病院から医師に出張診療に来てもらい、重症者をその病院に搬送するという病院間の密接な協力体制も重視するべきだ。このような多様な活動を地道に継続した都道府県が、結局はよい地域医療のシステムを手に入れることができるだろう。やれることは数多く残されている。

医師の養成には時間がかかる。来年問題を解決するというわけにはいかない。性急な対策を求めても、得られるものは少ない。将来の見通しを立て、注意深く制御していく持続的で辛抱強い政策が必要だ。

医師数のコントロールをどうするのか

医師の総数が決定的に不足していることが明瞭であれば、医師の養成数を増やす政策が採用される。しかし、何度も指摘したように医師増員のアクセルを踏めば急発進をすることが可能な一方で、ブレーキはなかなか利かない。特にわが国のように国公立の大学と私立大学がそれぞれ医学部を設置しているような場合、私立にブレーキをかけることは容易ではないし、安易におこなうべきことでもない。そうなると、医師養成数の削減を国公立の医学部だけにおこなうのか。それを長く続けていれば、私立大学の医学部養成数の比重が持続的に大きくなっていく。それでもよいのか。考える必要がある。その職種の就業者不足の改善を急ぐあまり、急発進で養成数の増加をおこなって、結果として過剰問題を引き起こした事例は、すでに歯科医師、弁護士、公認会計士など多くの職種で経験したことであり、過去の事例を参考にすることが肝要だ。

医師数は戦後一貫して、ほぼ一定のペース（一九八〇年までは毎年二六〇〇人、それ以降は毎年四五〇〇人）で増加してきている。現在も医師の総数は増加しつつある（第2章［図7］）。同時に住民の高齢化も進行中であり、特に都市部での医師不足が今後問題になる。しかし、さらに時間が経つと、日本の人口は徐々に減少し、医療需要も減少をはじめ、どこかの時点で医師が過剰になる可能性がある。過剰の状態に対しては、さまざまな政治的せめぎあいで医師養成数削減のブレーキは緩やかにかけられることになるだろう。ブレーキの踏み方が緩やかすぎれば、いつまでも問題は収まらないということになる。ブレーキをどこにかけるのかも問題だ。ブレーキを医学部の入学定員の削減という所に限定すれば、それに反対する政治的圧力も相当なものになる。実際に一九八〇年代にはじまった医師過剰の議論においても、医師養成数を一〇％削減するという目標の部分的達成にどれだけのエネルギーが必要であったかを思い起こす必要がある。

医師数の制御は、いつアクセルを踏むかという問題と、過剰な場合のブレーキをいつどのように踏むかの問題だ。そのコントロールには、医学部の入学定員を制御する「入口制御方式」と、医師国家試験の合格者数を制御する「出口制御方式」があり得る。もし入口制御もせず出口制御もしなければ、数のコントロールを放棄して市場的な制御に委ねることになる。多くの教育機関が自力でリスクも恐れず医学部新設に参入し、その計画が一定の要件を満たす者には全て新設を認可するのであれば、医学部定員は一気に拡大を遂げ、大量の新卒者が医師国家試験を受けにくることになる。ここで、資格試験という本来の原則を変更せずに医師国家試験を継続すれば、医師数は爆発的に増えてしまう。そのような場合には、望ましいことではないと思うが、原則を変更して医師国家試験に選抜試験的要素を加えることも考慮しなければならない。一定の成績以上の者を全員合格とするのが資格試験であり、最初から合格者数に一定の上限を設けておいて、上位からその人数に達するまでを合格とするのが選抜試験だ。つまり、望ましくはないが、最初から合格者の数を決めておく方法にせざるを得なくなる可能性もあるということだ。

各年度の合格者の数をあらかじめ決定して、その数の範囲内に合格者を絞る選抜試験の方式は、すでに司法試験や公認会計士試験において用いられている。歯科医師の国家試験においても、かつては医師国家試験と同様に九〇％程度の合格率であったものが徐々に低下し、近年の試験では六〇％台近くまで低下している。これには受験生の資質の変化もあるのかもしれないが、「出口制御方式」の選抜試験的要素が加わっていることは明らかだ。医師の場合にも、今後二〇－三〇年後に医師数の過剰時代が到来することが危惧されている。あまりにも医師数過剰が懸念され、放置すれば大きな問題となる場合には、試験制度に選抜試験的な側面を組み込むこともやむを得ないのではないかと思う。

医学の進歩と必要な医師数の変化

将来の医師数を充分な正確さで予測することは困難だ。医師数の予想のむずかしさは、二〇年後、三〇年後の社会を予測するのがむずかしいことによっている。将来の社会がどのようになっているのか。繁栄しているのか、衰退しているのか。将来の社会のあり方によって、医療のあり方は大きく変わる。安定して繁栄する平和な社会は誰でもが望むものではあるが、それは現時点でははっきりとはわからない。

これまでの日本には欧米諸国というお手本があった。日本より医療保健制度の進歩において先行する欧米諸国の医療のあり方を参考にすることによって、近未来の日本の医療を予想することが可能であった。例えば、OECD諸国の人口一〇万人あたりの医師数を一つの参照値として、日本の医師数のマクロ的な目標値を定めてきた。しかし、すでに超高齢社会を迎え、日本は医療保健制度の将来の課題において、世界の先頭を走ることになる。もはや見習うべき教師はいない。自分で自分の医療体制を模索していくほかはない。

さらに不確定な要素として、医学の大幅な進歩と技術革新がある。それは医療のあり方を一新してしまうような影響力がある。医学の進歩によって、これまでになかった新規の治療法が登場し、医療のあり方を大きく変えるようなことは、これまでにも何度もあった。二〇一四年、皮膚がんの一種、悪性黒色腫の薬としてニボルマブ（オプジーボ）が登場した。がん細胞は細胞表面に免疫細胞の攻撃を免れる機構をもっているものが多い。この機構（免疫チェックポイント）をブロックすることによって、リンパ球ががんに対して攻撃できるようになり、がんが縮小したり中には消失したりすることが期待できる。これは全く新しい驚くべき新薬だ。このような治療法が次々に登場して、医療を大きく変える可能性がある。医療が大きく変わり、例えばがんのかなりの部分が手術ではなく薬物で治療可能となれば、それは必要な医師数にまで影響を与えることになる。しかし、われわれにとって、医療がどのような進歩を遂げるのか、今の段階で正確に予測することは不可能だ。

個人のゲノム情報を解析する手段が飛躍的に進歩して、個々人のゲノムを全部解読してしまうということも非現実的な夢想ではなくなってきた。個々人の遺伝子の特徴をつかんで、その特徴によって最適の治療法が選択できる時代が近づいている。治療法を個別に注文するようなものであるから、個別化医療、オーダーメイド医療、テーラーメイド医療、あるいはカスタムメイド医療などという呼称がある。これだけ聞くと、個々人の医療を最適化するために、途方もない医療費を必要とするように聞こえるかもしれない。しかし、有効性の低い治療法を漫然と継続するよりも、遺伝子情報に基づく最適な治療法を選択する方が、かえって医療費を無駄にしない可能性もあり、単純に医療費総額の爆発的増加を憂うる必要はない。このような医療が一般化すれば、医師のおこなう診断というものが現在の診断学とは全く異なるものになる可能性があり、医師の数がより少なくてもすむようになるのかもしれない。

人工知能（ＡＩ）の進歩が、近い将来に医学や医療のあり方を大きく変えるだろう。ＡＩの能力が飛躍的に高まり、放射線診断学や病理診断学の分野で非常に高い能力を発揮できるようになる。すでに一部の診断能力において専門医のレベルに達している、あるいはそれをはるかに凌駕したという話も聞こえてくる。ＡＩは大量の情報を読み込んで利用することができるし、忘れることも仕事に疲れることもない。読み込んだ大量の情報を利用して、人間の医師を超える診断能力を発揮できるようにもなるだろう。すでに何百万件という論文の情報を取り入れて、短時間のうちに適切な診断に至る能力があるのだという。医療の現場には、経費の問題を克服できるのであれば、ＡＩに委ねられる仕事は山のように存在する。それをこなせるようになるだけでも、必要な医師数はかなり削減されるのではないだろうか。また、能力の高いＡＩが、専門医のいない過疎地に置かれて、遠く離れた病院の専門医がＡＩの支援を受けて高度の診断や治療を実施できるようなレベルに達する日も来るのではないかと思われる。

医学の進歩が医学や医療に与えるインパクトを正確に予測することは困難だが、進歩は医師の数のあり方にも多大な影響を与える。将来の医師数の需要予測をむずかしくする大きな要因となることは間違いない。

医師の勤務の実態と必要な医師数

医学や科学技術の進歩による医療全体のイノベーションが進めば、医師のあり方は大きく変わる。ただし、医療の現場で働いているのは生身の人間だ。一人の医師が大量の情報を短時間のうちに読み込むのは無理だろうし、またそれを忘れるし、疲れてもくる。そのような人間の医師をイノベーションがどのくらい支えてくれるのかは未知数だ。何といっても、現状では医師の過酷な労働の状況の改善が必要だ。それは、近未来の医師数を考える上で、実は最大の課題の一つだ。医師の勤務時間がきわめて過酷な状態になっていることはすでに多数の調査があり、事実としてはよく知られている。これまでにおこなわれた調査の結果は、ほぼ一致していて、医師の一週間あたりの勤務時間は六〇時間を上回り、あらゆる職種の中で最も高い割合となっている。一人ひとりの医師に求められる業務の内容が多様化し、労働が長時間化して、法令に抵触する場合がしばしばあるにもかかわらず、それが医師の使命感や倫理観の名のもとに、放置されてきたのが実態だ。

わが国は少子化、経済成長の鈍化、格差の拡大や貧困化など多くの課題を抱えている。今後生産労働人口の減少に対して、政府は国民の労働参加率を向上させ、「一億総活躍社会」を実現しようと訴えている。そのために、正規・非正規の不合理な処遇の差や長時間の時間外労働を解消することを含む「働き方改革」を実施しようとしている。このような改革は、一般論としては喜ばしいことではあるが、医師に一律に残業規制を導入した場合、病院の現場は大混乱になる。医師の過酷な勤務実態が望ましくないことは当然であるが、一方で医師は医師法第十九条の定めにより、よほどの事情がない限り、個人として患者の診療を拒むことは許されてはいない。「応召義務」と呼ばれる規定だ。この規定は医師だけではなく、歯科医師、薬剤師、助産師、獣医師にもそれぞれの法令で同様の定めがある。しかし、人の生死にかかわることから、医師の応召義務は非常に厳しいものであり、労働基準法の規定とは相矛盾する関係にある。このような事情から、法の施行から五年間は医師に対して時間外労働規制を適用しないことになった。その間に厚生労働省に設置される「医師の働き方改革に関する検討会」において、規制の具体的なあり方や労働時間の短縮の方策について検討することになっている。

現状において医師の勤務状況はきわめて過酷であり、特に初期臨床研修医、産婦人科、救急、外科系での勤務時間が長い。医師の時間外勤務時間や当直の回数を制限すれば、それだけで医師数の将来予測に大きく影響する。今後医師の勤務の実態がこれ以上悪化することは許容されることではない。改善のためには、医療機能を集約化して個々人の医師の負担を減らす方法、医師の業務の一部を他の職種に分担してもらい医師の負担を減らす方法など、すでに採用されている方策もある。今後このような方向で徐々に改善していくことは期待できるものの、飛躍的に医師の勤務状況を改善するには至っていない。

医師の過酷な勤務の実態から短絡的に判断すれば、ともかく医師の供給数を増やして、現場にどんどん医師を送り込んで欲しいという要望が強くなることも充分理解できる。しかし、そのような要望を取り入れれば、結果として医療現場の勤務実態が飛躍的に改善するのだろうか。戦後から七〇年を経て、人口一〇万人あたりの医師数は、終戦直後の人口一〇万人あたり一〇〇人から、まもなく三〇〇人を超えることになる。そうなれば、ひと昔前の医師という職業人の像をそのまま想定するのは困難となるだろう。早い話が、医師の処遇（年収）が医師数の増加にもかかわらず、安定的に増大していくなどということは起きない。実際には医師の処遇は徐々に低下していくことが一番考えやすいシナリオだ。そうなったときに、医師は「儲けすぎる」、「高い給料をもらいすぎている」と社会が見なすとすれば、変化は歓迎されることになるだろう。しかし、ある職業の処遇のレベルが持続的に低下していく場合に、その職に従事する人たちの基本的な行動原理（あるいは士気というようなもの）が変化しないといえるだろうか。通常は、処遇の低下に伴って、徐々に士気の低下や医療の質の劣化が進んでいくことは避けられないだろう。

先進諸国の医療の中で、日本ほど医師が何から何まで担当して働くことはほとんどない。むしろ、さまざまな業務を担当する職種が発達していて、医師の勤務のあり方もずっと合理的だ。他の先進諸国では、医療の高度化が進むとともに、医師の業務の一部を他職種に委譲し、看護師の他にさまざまな業務を担当できる職種が病院内に育ってきた。しかし、そのような職種を育成するという面では、わが国は大きな遅れをとっている。そもそも、このようになったのは、国立大学が法人化をする前の病院予算や病院職員の雇用システムに一つの大きな原因がある。医学や医療において、一歩先んじて進歩の成果を取り入れ、それに対応できる医療システムをつくりあげ、社会に提案していく役割を大学病院は果たすことができなかったのだ。

国立大学の法人化前は大学病院も純然たる国の機関であり、国の会計上の諸法令に従って運営されていた。病院の収入と支出は連動せず、診療報酬は病院に入らずに国庫に入る。病院で必要となる運営資金は前年度の収入総額の一定比率（ほぼ四〇％）が予算として年四回に分け交付される。それを使い切ったら病院を動かしていく現金がなくなり、薬剤も購入できなくなり、場合によっては大勢の患者が来院しても、病院を開くことができない。雇用についても、およそ融通がきかない。例えば看護師の数がもっと必要となっても、人件費枠の増額をできるように概算要求を出さなければならない。その概算要求が通っても、実際に増員ができるのは次の年度だ。しかも総定員法の厳しいしばりで、必要な人員の増員も至難の業であった。病院内の業務を担当するさまざまな職種、例えば臨床工学技士やソーシャルワーカーなどといった職種がもっと早く養成されれば、若手の医師にとってどれだけ助けになったかわからない。しかし、そのような人材を養成し、定員として確保することはきわめて困難であったので、若手の医師が人工呼吸器の管理に四苦八苦したり、手術中の人工心肺の管理にかかりきりになったり、退院後の患者の行き先を探すために何時間も電話から離れられなかったり、ともかく新しく増えた業務はまず若手の医師が担当することになっていた。このような風潮は、国立大学だけではなく、私立大学の附属病院でも、あるいは市中の基幹病院でも見られた。二〇〇四年に国立大学が法人化をして、病院の収入と支出が連動し、病院が頑張ればその分支出も多くなるが、それに見合った診療収益が得られるようになり、運営は格段に合理的になった。医療は人手をかければかけるほど質の向上する労働集約的な業務だ。法人化後には、この点でも必要に応じて看護師などの増員ができるようになり、国立大学病院は法人化前よりは格段に活性化した。一方で、法人化をして経営上の責任も問われるようになり、必ずしも大学病院の全般がよくなったとまではいえないものの、病院の業務をさまざまな職種が分担して実施していく体制という意味では、改善がみられた。ただ残念ながら、医師の過酷な勤務の状況が改善したと評価することはむずかしい。

チーム医療の発展と必要医師数

医師の勤務が過酷になっているのは、病院であり、特に急性期病院である。そのような病院で働くスタッフ（メディカル・スタッフと呼ばれる）には、看護師、薬剤師などの他に、国家資格の認定のもとで業務をおこなうスタッフだけでも二〇種近い職種がある。そのほとんどの職種で、近年大幅にマンパワーが増強されている。例えば、看護職（看護師、保健師、助産師、准看護師）の就業者総数は一一〇万人を超え、毎年三万人のペースで増加している。リハビリテーション業務に携わる理学療法士はこの一〇年間で倍増し一〇万人を超える。作業療法士も同じくこの一〇年間に倍増して六万人となっている。これだけの数の増大があれば、当然それなりに専門性が強化され知識の上でも技能の上でもレベルが向上していく。多職種のチーム・ワークによる医師業務の分担が進められる状況になりつつあるし、またそうするべきだ。医師の事務的な業務を支援する各種の職種の養成も軌道に乗りつつある。今後このような職種の役割が拡大し、医師の業務をより多く分担できるようになるであろう。医師が従来おこなってきた業務に加え、医療安全の確保、院内感染防止、患者への説明、外部への広報活動、各種の文書業務、病院経営に関する会議など医師の業務は拡大の一途だ。それを何から何まで背負いこませて、全部を医師に担当させる方法では、医師が本来教育を受け修練を積んできた能力が発揮できない。それぞれの職種が最も能力を発揮できるような職場に病院を変革していくことが必要だ。

未来の医療と医師像

ここに述べたように、将来の医師のあり方は不確定の要素が多い。遺伝子科学の急速な進歩を取り入れた個別化医療や全く新規の治療法の登場によって、新たな分野の医師が必要となっていく。一方で、旧来の治療法の一部は用いられなくなる。また画像診断などの診断分野の業務の大半を機械が担当するようになる。遠隔医療のイノベーションによって、医療過疎地の概念が薄れていく。このような変化は未来の医師像を大きく変えていくとともに、必要な医師の総数にも多大な影響を及ぼす。医師はそれほど必要なくなるのか、それとも相変わらず人口一〇万人あたり三〇〇人を超える医師が必要とされるのか。この予想はむずかしい。

医師の業務の繁忙度を改善するために、政府においても医師の働き方改革に関する議論が進んでいる。医師の過酷な勤務実態を改善するために、長時間勤務となりがちな医師の健康管理を強化すること、業務の移管（タスク・シフティング）を推進すること、複数の医師が共同して主治医となる複数主治医制のような業務の共同化（タスク・シェアリング）、女性医師の支援、ICTの活用による勤務環境改善など多岐にわたる改善策が検討されつつある（厚生労働省　医師の働き方改革に関する検討会）。

二〇一八年現在、医師は毎年九四〇〇人養成されている。診療に従事する医師数は現在でも毎年ほぼ四〇〇〇人のペースで増加している。このまま医師養成数を固定すれば、必ず医師過剰の時代が到来するという危惧もある。一方で、日本がこれまで医師数に関して追随してきた西ヨーロッパの主要先進国は、まもなく医師数が人口一〇万人あたり四〇〇人という状態となる。そのようになることが適切なのか、それとも医師過剰状態なのかは、今確実に予見することはむずかしい。政府が何から何まで規制をするのでもなく、市場的コントロールをただやみくもに過信するのでもない、過去の事例や実証的データに基づいた関係者の冷静な議論によって、医師数が賢明にコントロールできるようになることを期待したい。

あとがき

医師の養成数をどのように制御するのか、それを誰が主体としておこなうのか、などの問題については、医学部を卒業して医師になったころから関心があった。当時は一県一医大構想が実現に向かって進行しつつあった時期にあたり、一九七九年の琉球大学医学部新設によって完成するまで、医学部新設ラッシュともいうべき医師養成大増員の時代であった。医師養成数は毎年四〇〇〇人から八〇〇〇人を超えるまでに急増した。こんなに医師が増えれば、医師は過剰になるにちがいないというのが、卒業しての医師であった筆者の抱いた漠然とした危惧であった。しかし、そのような事態は全く発生せず、地方や過疎地の医師不足はその後も続いている。このことは、何となく不思議な思いがしたというだけで、長い間この疑問について真剣に考えてはこなかった。後に大学医学部の教員になり、医師を育てる側に立って、このことを考えることになった。その時偶然目にしたのが、筆者が卒業して働き始めた当時、新設医大ラッシュが進行中の一九七〇年代半ばの医師の年齢別分布のグラフである（第2章図2、五九ページ）。このグラフと、国民皆保険が実現した一九六一年以降に急激に拡大してきた医療需要とを考えると、当時の一県一医大構想による医師大増産の流れが、実によくわかる。グラフに表れているように、戦時に大量に養成された医師は巨大な一群となって戦後の医療の拡大を支えてきたが、この当時にはすでに五〇歳代となり、近い将来に医療の第一線から退いていくことは明らかだった。急速に増大する医療需要と、急速に減少する現役医師という状況から、医師養成数を急増させるべき時期にさしかかっていたことは、明らかである。このような単純なことが、当時の筆者にはわからなかった。

筆者が大学の教員として現役で働いていた最後のころに、初期臨床研修制度が導入された（二〇〇四年）。診療に従事する医師は卒後二年間の研修を受け、日常遭遇する負傷や疾病に対する基本的診療能力を身に付けることとなった。研修施設を選択する際に、研修医は大学病院や市中の研修病院の中からマッチング方式によって選ぶ。その結果、大学病院を研修施設とする研修医が激減し、大学病院は突然人手不足に陥った。大学病院としては、病棟の診療業務を担当する若手医師がいなければ困ってしまう。そのために、外部の病院に働いていた若手医師を大学に引き戻すというようなことが必要となり、もともと医師が潤沢にいたわけではない地方の医療は大混乱となり、「医療崩壊」ともいわれるようになった（第2章九〇ページ）。このことで感じたのは、医師の過不足ない分布を実現することが、いかに困難であるかということである。わが国の医療の大きな部分は病床数二〇〇床以下の中小病院によって支えられていて、その中でも一〇〇床以下の病院の数が特に多い。このような中小病院では、医師数が潤沢なところは少なく、医師が一人欠員になるというだけで、その病院の診療全体が回らなくなるというようなことが充分起きえたのである。日本の医療制度は、非常に脆弱な医師の需給体制のもとに運営されてきたのだ。そのことを、当時大学の教員であった筆者は深く認識することができなかった。

国の社会保障制度を今後どのようにしていくのかという重要な問題に関して、国は社会保障制度改革国民会議にその検討をゆだね、会議は二〇一三年八月に報告書「確かな社会保障を将来世代に伝えるための道筋」を取りまとめ、公表した。この報告書は今後の中長期にわたる日本の社会保障のあるべき姿を描いたきわめて重要な文書である。わが国では、ここに書かれている方向に従って社会保障の制度改革が進められると考えて、ほぼ間違いがないだろう。この報告書の大きな部分を占める医療制度改革については、今後の少子高齢社会の趨勢を見据えた制度改革の大部分が、医療提供体制の改革に向けられていることには、大いに注目するべきだろう。そして、医療提供体制改革において、避けて通れない問題が、医師がどれくらいの数必要であり、またどのように分布して、その役割を果たしていけるか、という問題である。

この問題は、医療界だけではなく、社会的にも大きな関心を持たれた問題であるのに、その全体像を解説したテキストはほとんどない。そのようなテキストを参照することができれば、これまで述べてきたような筆者の疑問は、もっと早い時期に氷解したであろう。ところが、執筆をする気になれば、優れた執筆者はいくらもいると思われるのに、実際には参照できる著作はほとんど見つからないのである。そのようなテキストはぜひ必要なものではないか、という考えに至るのは自然なことだろう。医師が決定的に不足しているという立場に立って、強く医師の増員を訴えることを主眼とした本はすでにいくつも出版されている。しかし、問題の歴史的経緯を掘り下げて、客観的データに基づいて書いている著述となると、これまでに探索した結果では二、三の専門的な著作を除けばほとんど見られなかったのである。そこで、この大きな問題について、自分でまとまったものを書いてみようと考えた。そして書き上げたのがこの本である。問題を解説する役割をこの本が果たすことができるのか否かにはあまり自信を持てないが、できるだけ得られたデータに基づいた全体像を概観できる本にすることを心掛けた。医師の数の問題に関心のある皆さんにお読みいただければ幸いである。

この本を執筆する過程で浮かび上がってきた問題の特徴は、次の三つのことである。これらのことに注意を払わなければ、問題は少しも解決しない。それは次のようなことだ。

①医師の数だけをどんどん増加させても、同時に別途の地理的偏在への対策、診療科の偏在への対策が組み込まれていなければ、医師は大都市部に吸収され、最も医師の増員を必要とし、それを待ち望んでいる地域にはいつまでも供給されない。医師数のコントロールのためには、数の制御（マクロの問題）ができると同時に、偏在（ミクロの問題）を解決できる方策、つまりマクロの問題とミクロの問題を橋渡しできるような方策を組み込む工夫が必要である。

②医師のように人気が高く、参入する「圧力」の高い職種においては、数の増加を図ることは容易であり、医学部の新設にしても定員の増員にしてもすぐに実現する。しかし、過剰が明らかとなり、養成数を削減する必要がある時に、実際に削減を実施することはきわめて困難な作業になる。急発進の可能な車に貧弱なブレーキしか備わっていない状態であるといえよう。

③医師を増員することが決まって、医学部定員が増加しても、実際に現場に医師が供給されるのには、ほぼ一〇年を要する。効果が表れるまでにかなりのタイムラグが生じる。医師を増やすという決定を

政府が下したとしても、正確にいえば、それは今から一〇年後より現場の医師が増えはじめることを意味する。また、医師を減らしはじめるということも、同じく、今から一〇年ほど後より若手から少しずつ現場の医師が減りはじめることを意味している。制御を開始してから結果が現れるまでの時間が長い。制御の対象としては、難易度の高いものとして取り組まなければならないのである。

ここに述べた三つの特徴は、医師のような職業の需給調整を市場的な制御のみにゆだねれば、深刻な過剰問題を起こす可能性の高いことを示している。本書の中でもすでに述べたことであるが、ここにもう一度繰り返したのは、問題の特徴を踏まえたうえで政策決定をしなければうまくはいかないことを強調したかったからである。幸いにして、医師はこれまでに深刻な全国的過剰問題を一度も経験したことはない。しかし、今後何も手を打たなければ、そうなる可能性がある。それを念頭に置いたうえで、慎重なコントロールが行われることを願いたい。

本書において、医師の全体の養成数の問題に加えて、医師の地域的な分布も医師の数の問題の重要な側面であることを述べた。ここで、医師を適切に分布させるという問題を考えるために、ある国において医師が必要にして充分に配置している状態が実現したとしよう。その国では、医師は過不足なく供給され、医療需要にピッタリの数だけが配置されている。ピッタリの医師が働いているのだから効率が良いという意味では抜群だが、この一方で、ある地域においてある専門領域の医師が数人いなくなるということが起きると、その地域では大変なことになる。どこにも医師の余裕などないので、その地域はその後かなり長期にわたって、いなくなった医師の担当する病気の診療はできなくなる。専門性が高く、少数の医師が担当することの多い専門領域では、このようなことが起きえる。医師が適切に充足しているということは、実は医師に余裕があることを必要としている。ピッタリの医師が働いている状態は効率が良いように見えながら、実は変化に対して非常に脆弱な体制に過ぎない。医師がある程度過剰に分布している状態を伴わなければ、適切な医師の分布を持続的に維持できる良好な体制が実現できないのである。医師の地理的偏在を考える際にしばしば無視される側面なので、ここであらためて指摘しておきたい。

医師数の問題を調べはじめたときに、同時に国家ライセンスを必要とする他業種の状況を知る必要があると考えた。医師に非常に近い職種に起きた問題として、歯科医過剰問題がある。明らかに数の上で過剰になっていても、歯科医の養成数を削減することは、行政側にも大学にも容易なことではなく、すでに一部の若手歯科医には貧困問題が発生しているというのに、今でも養成数の制御には時間を要している。さらに問題が深刻だったのは法曹資格を巡る問題である。最初から問題が起きることは明瞭にわかっていたのに、ひとたび動き出したら誰にもそれをコントロールすることができなかった。公認会計士においても同様な混乱が発生し、放置すれば大幅過剰となり、大混乱になる所を、急速に公的な制御がおこなわれ、それを未然に防止した。このような過去の歴史と経験は、医師の数の制御についても充分に参考に入れるべきであろう。

このように国家資格を必要とするさまざまな職種において、周到な将来計画もなく、漫然と養成数の増加を許してしまった場合、いつも同じような過剰問題を引き起こしてきた。そして、実際に過剰問題によって、数多くの若い有能な人材が失意のうちに生きていくことになった。少子高齢社会に直面するわが国には、多くの人材を浪費するような余裕はない。貴重な人材を育てていく努力を怠れば、わが国の将来もそれだけ制約されたものとなる。弁護士、公認会計士、歯科医師などの養成政策の変遷を見ると、このことを深く憂えざるを得ないのである。

本書の執筆がほぼ終了し、出版に向かって編集作業が進行中の間も、政府の医師受給に関する検討が進められている。平成三〇年五月三一日には厚生労働省の「医療従事者の需給に関する検討会　医師需給分科会」が「第三次中間とりまとめ」を公表した。このとりまとめでは、平成三二年度、三三年度の暫定的な方針としては、過去最大級となった九四一九名の医師養成数（医学部学生定員）を維持し、平成三四年以降の減員について、今後の需給推計を再度おこなった上で、議論することになった。前回の「第二次中間とりまとめ」において、医師養成数の議論（マクロの議論）とともに、医師の地理的偏在対策に関する議論（ミクロの議論）が取り上げられた。その結果として、医師少数区域（仮称）を認定してその区域での勤務履歴を厚生労働省が認証する仕組みの法整備も進められている。以前の医師数の政策が、マクロ的な医師養成総数の制御一本鎗であったところから、医師偏在などのミクロ的な問題の解決も含む精緻化した議論になってきているように思う。

一方で、医師の働き方改革が注目されている。厚生労働省に設置された「医師の働き方改革に関する検討会」において医師の時間外労働規制、医師業務の他職種への移管（タスク・シフティング）や業務の共用化（タスク・シェアリング）の可能性について議論が進行中である。医師の働き方改革がわが国に必要な医師数に影響を与えることは必至であり、今後の検討会での検討が注目されている。今後長期的に見れば、医師の労働時間が減少し、それに対応して医師数も人口一〇万人あたり四〇〇名にまで増加する時代を迎える可能性もある。将来の医師の需給問題は、いまだ予測できない不透明な面があることも、われわれは自覚しなければならない。

本書が出版されるまでには、多くの先行する資料を参照させていただいた。特に戦中から戦後の医師養成過程に関しては資料が少なく、橋本鉱市氏の論文「専門職養成の政策過程——戦後日本の医師数をめぐって」（学術出版会、学術叢書、二〇〇八年）を大いに参考にさせていただき、またかなりの部分を引用してもいる。また医師不足と医師の地元定着について論じている権丈善一氏の著作も参考にさせていただいた。感謝申し上げる。

実際に東京大学出版会から出版することができたのは渡辺浩東京大学名誉教授のおかげである。渡辺名誉教授には原稿の段階でも数多くのアドバイスをいただいた。また、横山信治名古屋市立大学名誉教授にも有益なご助言をいただき、原稿を改善することができた。心より御礼を申し上げる次第である。また、編集の労をとっていただいた東京大学出版会編集部の斉藤美潮さんに感謝する。

二〇一八年七月

桐野 高明

参考文献

＊ 政府の審議会等に関する参考文献は、その題名でインターネット検索をすれば、政府の提供する公開情報から得ることが可能である。

第1章 医学部はなぜ人気があるのか

スティーブ・ジョブズ「伝説の卒業式スピーチ」https://www.youtube.com/watch?v=87dqMx_BBo

村上龍『13歳のハローワーク』幻冬舎、二〇〇三年

ジョン・ガルブレイス『満足の文化』中村達也訳、ちくま学芸文庫、二〇一四年

湯浅誠『反貧困――「すべり台社会」からの脱出』岩波新書、二〇〇八年

『週刊東洋経済』二〇一七年六月一〇日号「医学部&医者 バブル人気の実情」

『週刊ダイヤモンド』二〇一六年六月一八日号「最新 医学部&医者」

毎日新聞科学環境部編『理系白書――この国を静かに支える人たち』講談社文庫、二〇〇六年

ミルトン・フリードマン『資本主義と自由』村井章子訳、日経BP社、二〇〇八年

権丈善一『ちょっと気になる社会保障』勁草書房、二〇一六年

加藤貴校注『徳川制度（中）』岩波文庫、二〇一五年

ハジュン・チャン『世界経済を破綻させる23の嘘』田村源二訳、徳間書店、二〇一〇年

第2章　医師はどのように養成されてきたのか

橋本鉱市『専門職養成の政策過程――戦後日本の医師数をめぐって』学術出版会（学術叢書）、二〇〇八年
東京大学史史料室編『東京大学の学徒動員・学徒出陣』東京大学出版会、一九九八年
厚生労働省編『厚生労働白書　平成一九年版　医療構造改革の目指すもの』ぎょうせい、二〇〇七年
広井良典『日本の社会保障』岩波新書、一九九九年
水島郁子「勤務医に関する労働法上の諸問題」『日本労働研究雑誌』五九四号、四二－五二ページ、二〇一〇年
兪炳匡『「改革」のための医療経済学』メディカ出版、二〇〇六年
二木立「医師数と医療費の関係を歴史的・実証的に考える」『月刊保険診療』六四巻四号、四八－五五ページ、二〇〇九年

第3章　医師の数はどう決まるのか――医師数のマクロ的側面

河野稠果『人口学への招待――少子・高齢化はどこまで解明されたか』中公新書、二〇〇七年
Health at a Glance 2015: OECD Indicators
OECD Health Statistics 2015
https://www.oecd.org/health/health-systems/Country-Note-JAPAN-OECD-Health-Statistics-2015-in-Japanese.pdf
福田吉治・原田唯成「診療科長のオピニオンによる山口県の必要医師数の推計」『山口医学』五八巻四号、一四九－一五四ページ、二〇〇九年

瀬尾攝「第7章　医師数について」吉利和編『講座　21世紀へ向けての医学と医療 第3巻　医療の将来像』一一三－一二九ページ、日本評論社、一九八八年
日本歯科医師会・日本歯科総合研究機構『歯科医療白書　二〇一三年度版』社会保険協会、二〇一四年
日本私立医科大学協会「医学教育経費の理解のために」二〇一二年 http://www.idaikyo.or.jp/zaisei/igaku24.11.pdf

第4章　医師の分布は均一なのか——医師数のミクロ的問題

Royal Flying Doctor Service https://www.flyingdoctor.org.au/
Kobayashi Y, Takaki H: "Geographic distribution of physicians in Japan." *The Lancet* 340: 1391–1393, 1992
Toyabe S: "Trend in geographic distribution of physicians in Japan." *International Journal for Equity in Health* 8: 5, 2009
Tanihara S, Kobayashi Y, Une H, Kawachi I: "Urbanization and physician maldistribution: a longitudinal study in Japan." *BMC Health Services Research* 11: 260, 2011
上昌広『日本の医療格差は9倍——医師不足の真実』光文社新書、二〇一五年
Newhouse JP: "Geographic access to physician services." *Annual Review of Public Health* 11: 207–230, 1990
自治医科大学自己点検・評価報告書（平成二四年度大学版）https://www.jichi.ac.jp/gaiyo/public_info/jikotenken_univ_h24.pdf
内藤祥・田中滋「医師の偏在問題に対する医師の集約・派遣モデルの検討」『社会保険旬報』二五七八巻（二〇一四年九月一日）、一〇－一二ページ、二〇一四年
権丈善一『ちょっと気になる医療と介護』勁草書房、二〇一七年

Magnus JH, Tollan A: "Rural doctors recruitment: does medical education in rural districts recruit doctors to rural areas?" *Med Educ* *27* (3): 250–253, 1993

江原朗「医学部医学科の所在地と入学者の出身地について」『日本医師会雑誌』一四二巻九号、二〇〇五－二〇一二ページ、二〇一三年

葛西龍樹『医療大転換――日本のプライマリ・ケア革命』ちくま新書、二〇一三年

著者略歴

1946 年　佐賀県生まれ.
1972 年　東京大学医学部卒業.
1980 年　米国国立衛生研究所に留学．帝京大学医学部脳神経外科講師.
同助教授を経て,
1992 年　東京大学医学部脳神経外科教授.
1999-2003 年　東京大学大学院医学系研究科長・医学部長.
2003 年　東京大学副学長.
2008 年　国立国際医療研究センター総長，国立病院機構理事長.
現　在　佐賀県医療センター好生館理事長．東京大学名誉教授.

主要著書

『医の未来』（分担執筆，岩波書店，2011 年）
『医療の選択』（岩波書店，2014 年）

医師の不足と過剰
医療格差を医師の数から考える

2018 年 9 月 25 日　初　版
2019 年 2 月 15 日　第 2 刷

[検印廃止]

著　者　桐野高明《きりのたかあき》

発行所　一般財団法人　東京大学出版会

代表者　吉見俊哉

153-0041 東京都目黒区駒場 4-5-29
http://www.utp.or.jp/
電話 03-6407-1069　Fax 03-6407-1991
振替 00160-6-59964

印刷所　株式会社三陽社
製本所　牧製本印刷株式会社

© 2018 Takaaki Kirino
ISBN 978-4-13-053028-6　Printed in Japan

JCOPY〈出版者著作権管理機構 委託出版物〉
本書の無断複写は著作権法上での例外を除き禁じられています．複写される場合は，そのつど事前に，出版者著作権管理機構（電話 03-5244-5088, FAX 03-5244-5089，e-mail: info@jcopy.or.jp）の許諾を得てください.

小川節郎ほか著　緩和医療　四六・二四〇〇円
澤田康文著　薬を育てる 薬を学ぶ　四六・二〇〇〇円
清水哲郎・会田薫子編　医療・介護のための死生学入門　四六・二六〇〇円
田宮菜奈子・小林廉毅編　ヘルスサービスリサーチ入門　A5・三五〇〇円
東大高齢社会総合研究機構編　地域包括ケアのすすめ　A5・三五〇〇円
島崎謙治著　日本の医療　A5・四八〇〇円